Lekha Sharma
Shweta Airan
Manish Airan

Manual de retalhos locais em cirurgia maxilofacial

Lekha Sharma
Shweta Airan
Manish Airan

Manual de retalhos locais em cirurgia maxilofacial

ScienciaScripts

Imprint

Any brand names and product names mentioned in this book are subject to trademark, brand or patent protection and are trademarks or registered trademarks of their respective holders. The use of brand names, product names, common names, trade names, product descriptions etc. even without a particular marking in this work is in no way to be construed to mean that such names may be regarded as unrestricted in respect of trademark and brand protection legislation and could thus be used by anyone.

Cover image: www.ingimage.com

This book is a translation from the original published under ISBN 978-620-2-02293-4.

Publisher:
Sciencia Scripts
is a trademark of
Dodo Books Indian Ocean Ltd. and OmniScriptum S.R.L publishing group

120 High Road, East Finchley, London, N2 9ED, United Kingdom
Str. Armeneasca 28/1, office 1, Chisinau MD-2012, Republic of Moldova, Europe
Printed at: see last page
ISBN: 978-620-7-98576-0

ÍNDICE DE CONTEÚDOS

Capítulo 1 — 2

Capítulo 2 — 5

Capítulo 3 — 13

Capítulo 4 — 22

<u>**INTRODUÇÃO**</u>

As deformidades da cabeça e do pescoço causadas por traumatismos, defeitos congénitos, infecções ou neoplasias produzem uma combinação de défices funcionais e estéticos. A reabilitação destes défices é uma tarefa difícil. Os maus resultados podem ser devastadores, tanto a nível funcional como estético. A reconstrução destes defeitos para a forma mais anatómica e funcionalmente aceitável deve ser uma consideração primordial durante o planeamento cirúrgico.

Por ignorância ou por medo, os doentes não procuram ajuda atempadamente. O processo da doença torna-se assim avançado e exige procedimentos ablativos de grande envergadura. Este facto torna a vida pós-operatória dos doentes sombria e estes são afastados da sociedade.

Nas regiões em desenvolvimento do mundo, a perda funcional supera a morbilidade da má aparência. Os doentes adaptam-se facilmente à vida com algum grau de desfiguração; no entanto, a perda funcional pode levar a problemas graves. Um doente que não saiba ler nem escrever bem fica totalmente isolado se, após a cirurgia, não conseguir falar suficientemente bem para ser compreendido. A incapacidade de comer ou mastigar a sua dieta normal pode ser um grande obstáculo e leva a uma pressão económica sobre as escassas fontes da sua família, uma vez que é grande a expetativa de fornecer uma dieta líquida ou semi-sólida altamente nutritiva a estes doentes infelizes. O tratamento mutilante não se justifica sem a garantia de uma reabilitação rápida, para que o doente não seja condenado a uma existência mais difícil e inútil do que a que poderia esperar sem tratamento.

John e Hopes afirmaram que "a medida em que uma técnica ablativa pode ser aplicada é determinada pelo grau em que a restauração de uma estética funcional e aceitável satisfatória pode ser alcançada. A interferência com a função ou a alteração da aparência ao ponto de impedir o direito do indivíduo de prosseguir uma existência útil e significativa é uma violação direta dos princípios básicos da medicina".

Foram concebidos vários tipos de procedimentos reconstrutivos que visam a substituição exacta das perdas de tecido sofridas. O procedimento deve conseguir um encerramento satisfatório da ferida e restaurar a integridade funcional no menor tempo possível e com a menor morbilidade resultante. Os métodos a considerar são os enxertos de pele, os retalhos locais, os retalhos à distância e os retalhos livres microvasculares. Este esquema é designado por Reconstructive Ladder[1] , uma vez que cada passo seguinte é mais complexo e requer mais conhecimentos.

Os retalhos são talvez os principais instrumentos da maioria dos procedimentos reconstrutivos.

O retalho é uma massa de tecido removida de uma parte do corpo que tem e mantém o seu próprio fornecimento de sangue, transferida para outro local para reconstrução. São utilizados para cobrir áreas de perda de tecido, que estão para além do âmbito do enxerto de pele livre, para reconstruir partes do corpo em falta, para preservar estruturas vitais do corpo que estão expostas, para substituir cicatrizes e pele instáveis, ou para fornecer acolchoamento sobre proeminências ósseas.

A seleção de uma aba é uma tarefa importante e requer um planeamento adequado.

Os aspectos importantes relacionados com o sucesso do resultado do retalho que devem ser discutidos antes da seleção do retalho são[2] :

• A cobertura estável é essencial para a sobrevivência do retalho. Se o volume do retalho for deficiente, o espaço morto resultante causa deformidade subsequente, retração, formação de seroma e um meio de infeção que provoca a morte do retalho. Um retalho inadequado pode, assim, agravar o problema inicial.

• O princípio geral para a transferência do retalho deve incluir a capacidade de restaurar a forma na zona recetora e evitar a deformidade da zona dadora após a transferência.

• Se o músculo a transferir tiver um parceiro sinérgico, a elevação de um retalho afecta a função muscular. Assim, pode não ser viável transferir esse retalho. Isto é conhecido como "síndroma de roubar a Pedro para pagar a Paulo". Assim, a elevação do retalho não deve prejudicar a função no local do dador.

Um tratamento ótimo requer a realização de múltiplos objectivos reconstrutivos, dos quais os mais importantes são

- Competência oral
- Mastigação eficaz
- Deglutição funcional
- Preservação do discurso
- Aspeto estético aceitável.

O melhor procedimento reconstrutivo escolhido deve cumprir todos os objectivos acima referidos.

Existem algumas regras simples para a reconstrução da cabeça e do pescoço. Estas são bem resumidas por alguns dos mandamentos de Sir Harrold Gillies.

Gillie's principles of reconstructive surgery[3] :

> As perdas devem ser substituídas em espécie.

> Tratar primeiro o defeito primário.

> Deves munir-te de um bote salva-vidas.

> Não deitarás fora um ser vivo

> Colocar as coisas na sua posição normal através da recriação do defeito.

A reconstrução deve ser efectuada tendo em conta estes princípios gerais de base.

Este livro tem como objetivo uma visão abrangente dos vários retalhos locais utilizados na reconstrução maxilofacial, com a sua perspetiva histórica, anatomia, procedimentos cirúrgicos e detalhes clínicos relacionados.

<u>**CLASSIFICAÇÃO DOS RETALHOS**</u>

Os retalhos podem ser classificados com base em vários parâmetros, tais como [4, 5, 6.]

1. <u>DERIVAÇÃO DO FORNECIMENTO DE SANGUE</u>

i. RETALHOS AXIAIS: Incorporam um sistema arterio-venoso anatomicamente reconhecido que corre ao longo do eixo longo do retalho e fornece a derme e a pele. A maioria dos retalhos axiais também tem algum fornecimento de sangue aleatório nas suas extremidades distais.

ii. RETALHOS ALEATÓRIOS: Não incorporam uma artéria ou veia nomeada, mas dependem do fornecimento por redes de vasos de pequeno diâmetro, plexos dérmicos e subdérmicos que surgem de vasos perfurantes musculocutâneos que se ramificam como uma rede paralela à superfície da pele.

2. <u>PELOS TECIDOS QUE CONTÊM</u>

i. RETALHO DE PELE: Contém apenas pele e tecido subcutâneo. Mantém o seu fornecimento vascular através de um pedículo ligado ao tecido adjacente.

ii. RETALHO COMPOSTO: Contém mais do que um único tipo de tecido, incluindo pele, fáscia subcutânea, músculo, gordura, etc.

3. POR LOCALIZAÇÃO

i   .FLAPS LOCAIS: O local doador está muito próximo do defeito.

ii.   RETALHOS DISTANTES: A quantidade de tecido mole adjacente ao defeito não é adequada,
pelo que o local do dador se encontra a uma distância da área do defeito

4. POR MÉTODO DE TRANSFERÊNCIA

Subdividem-se ainda em vários tipos

i.   RETALHOS PIVOTAIS

1. Abas de rotação

2. Aba de transposição

3. Abas de interpolação

ii.FLAPS DE AVANÇO

1.   Simples

2.   Pedículo único

3.   Bípede

4.   Abas em V-Y

iii.   ABAS DE SUSPENSÃO

RETALHOS ROTACIONAIS: Trata-se de um retalho pivotante simples, que tem uma forma curvilínea e roda em torno de uma articulação pivotante perto do defeito. O retalho é concebido imediatamente adjacente ao defeito e, por conseguinte, um dos lados do defeito é a frente de avanço do retalho. No entanto, forma-se uma deformidade cutânea na base, que é reparada através da remoção do triângulo de Burrows.

<u>RETALHOS TRANSPOSICIONAIS</u>[6] : Geralmente um retalho retangular colhido num local e movido em torno do pedículo e transposto sobre o tecido interveniente para o defeito. O retalho deve ser mais comprido do que o defeito, uma vez que a transposição diminui o seu comprimento.

Os exemplos incluem o retalho bilobado, a plastia em Z e o retalho de Limberg.

<u>RETALHOS BILOBADOS</u>: São na realidade dois retalhos de transposição com um pedículo comum. O primeiro retalho é utilizado para reconstruir o defeito e o segundo retalho é utilizado para reparar a zona dadora do retalho. O ângulo entre ambos os retalhos é de 900, com uma transposição total de 1800 deformidades do cone em pé. Zitelli introduziu uma modificação que reduz o ângulo entre os retalhos para 45 graus. A chave para o sucesso do retalho bilobado é a distribuição da tensão em ambos os membros do retalho.

<u>RETALHO DE ZPLASTIA</u>: É um tipo de retalho de transposição em que dois retalhos triangulares, desenhados com membros de igual comprimento, são interpostos para trocar largura e comprimento. Se for desenhado com 60 graus, produz o comprimento máximo.

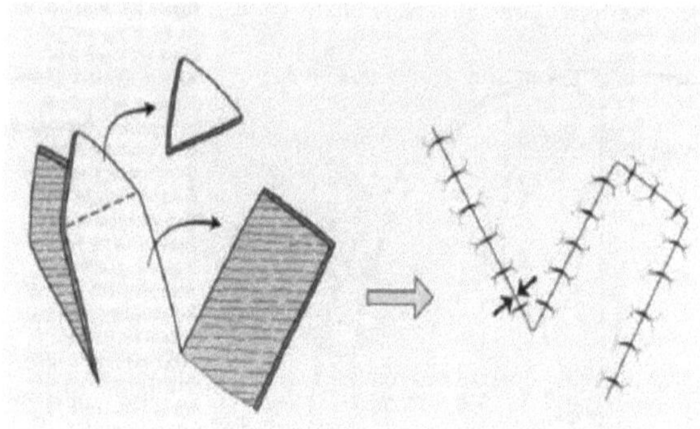

Figure 6-10 Transposition flaps are pivotal flaps with linear axis. Base of flap contiguous with defect. Greatest wound closure tension at closure site of donor defect (opposing arrows).

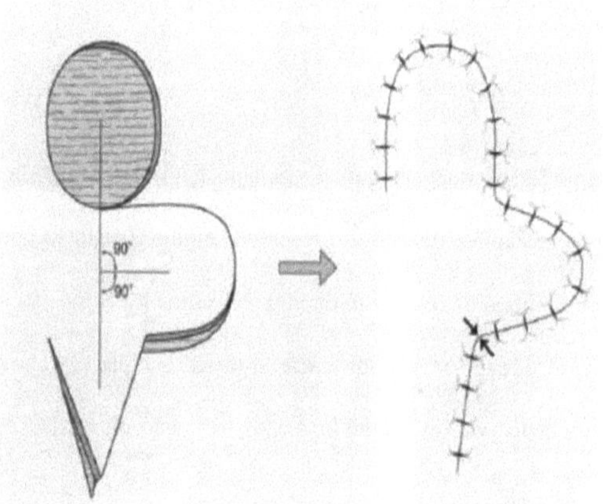

Figure 6-13 Classic design of bilobe flap. Axes of first and second lobes and defect, separated by 90° angle. Design transferred wound closure tension through 90° arc, compared to 45° to 60° arc of single transposition flap. Opposing arrows indicate greatest wound closure tension.

RETALHOS RÔMBICOS: Também conhecido como retalho de Limberg. Limberg descreveu originalmente o retalho rômbico como um tipo especial de retalho de transposição que é utilizado para corrigir um defeito em forma de losango. O defeito clássico do losango tem lados de igual comprimento, com dois ângulos opostos de 60 graus e dois de 120 graus. Esta configuração cria uma pequena diagonal, que divide os 120 graus de comprimento igual ao dos lados do losango.

Cada defeito rômbico tem quatro retalhos de fecho potenciais. Para determinar qual o retalho ideal para fechar um determinado defeito, devem ser determinadas as linhas de máxima extensibilidade (LME's). Estas linhas são perpendiculares às linhas de tensão cutânea relaxada (RSTL's). São traçadas duas linhas paralelas ao longo das LME's e adjacentes ao defeito. São traçadas duas linhas paralelas adicionais para criar as linhas 600 e 1200. A diagonal curta é depois prolongada pelo comprimento dos lados do losango. É feito um corte de cada uma das duas extensões da diagonal curta de volta às linhas ao longo das LME's e paralelas aos lados do losango. Assim, são criados dois retalhos e o cirurgião deve determinar qual deles combina melhor com a pele e camufla a cicatriz.

RETALHO DE INTERPOLAÇÃO: Transpõem tecido de um local doador que está separado do defeito por uma área de pele intacta. O pedículo do retalho passa por cima ou por baixo do tecido intervencionado e pode ser dividido após o estabelecimento de um fornecimento adequado de sangue no local recetor. O mais comum é o retalho da testa.

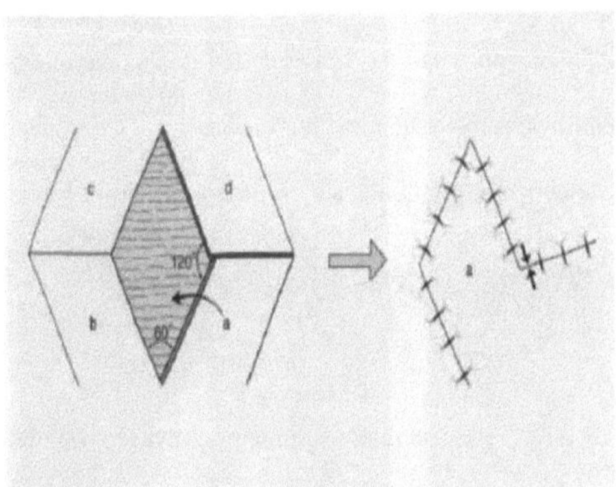

Figure 6-12 For every rhombus defect, four potential flaps may be designed. Greatest wound closure tension is at donor site (opposing arrows).

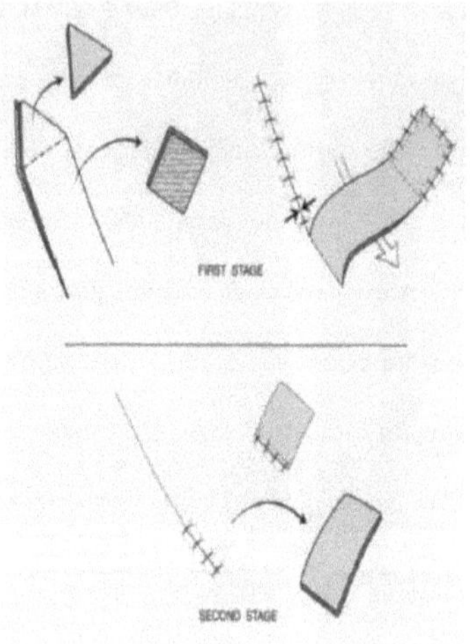

<u>ABA DE AVANÇO[6]</u> :

a) RETALHO DE AVANÇO PEDICULAR ÚNICO: Estes retalhos são criados fazendo duas incisões paralelas a partir do defeito, idealmente ao longo das linhas de tensão da pele relaxada. O desbaste à volta do defeito minimiza a tensão e promove uma melhor cicatrização. Cria uma discrepância de comprimento que cria defeitos de cone em pé. O avanço em ilha é um tipo especial de retalho de avanço de pedículo único.

a) Retalho de Avanço BIPEDICULAR: Estes retalhos permitem o avanço no defeito em vetor perpendicular ao eixo do retalho. Estes retalhos são geralmente utilizados para fechar um defeito numa área de grande visibilidade, deslocando o defeito para uma área de baixa visibilidade (da testa para o couro cabeludo).

b) Retalho de avanço em V-Y: Este retalho é empurrado em vez de esticado para dentro do defeito. O retalho dador, que normalmente é triangular, é avançado e o defeito dador resultante é fechado em linha reta. Esta abordagem resulta numa linha de sutura com configuração em Y.

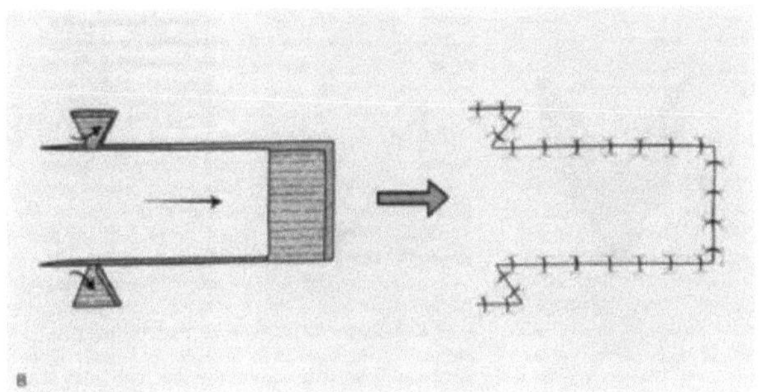

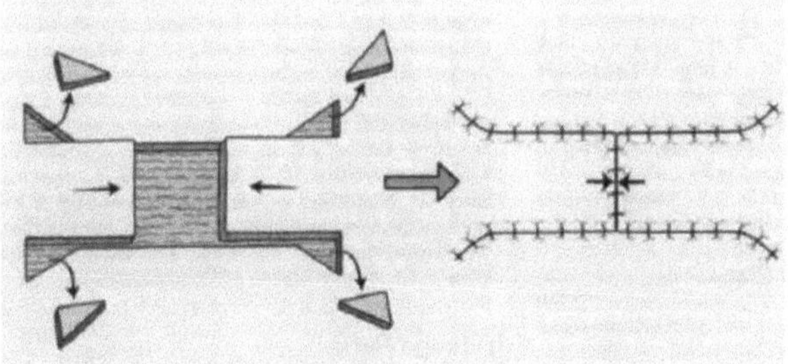

Figure 6-21 Bilateral unipedicle advancement flaps combined to repair defect resulting in horizontally oriented H-shaped wound closure (H-plasty). Opposing arrows indicate greatest wound closure tension.

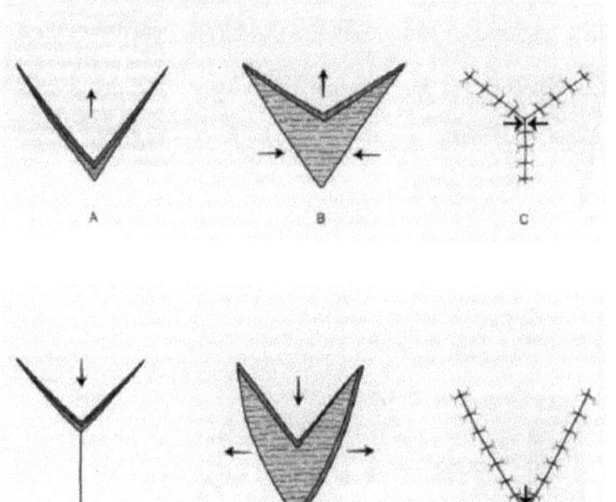

Figure 6-22 A,B, V-Y advancement flap: V-shaped flap not stretched or pulled toward defect. It achieves advancement by recoil or by being pushed forward. **C,** Wound closure suture line assumes Y configuration. Greatest wound closure tension at closure site of donor defect (opposing arrows).

Figure 6-23 A,B, Y-V advancement flap stretched or pulled toward linear incision made at apex of triangular flap. **C,** Wound closure suture line assumes V configuration. Greatest wound closure tension at apex of flap (opposing arrows).

RETALHOS NA REGIÃO MAXILOFACIAL

Muitos factores fisiológicos afectam a sobrevivência dos retalhos, mas o denominador comum envolve dois factores básicos[5].

1. Fornecimento de sangue ao retalho através da sua base.

2. Formação de novos canais vasculares entre o retalho e o leito recetor.

A duração da sobrevivência do retalho depende principalmente da pressão de perfusão dos vasos sanguíneos que o irrigam. A neovascularização do retalho ocorre normalmente 3-7 dias após a transferência. Esta neovascularização ocorre através de dois processos, nomeadamente o CRESCIMENTO DIRECTO e a INOSCULAÇÃO. Com o estímulo angiogénico, os vasos no bordo do retalho dilatam-se e a membrana basal torna-se consideravelmente mais fina. As células endoteliais migram então do lúmen vascular adjacente em direção ao estímulo vascular. Atrás da frente de avanço das células endoteliais migratórias, a replicação das células endoteliais leva à formação de um broto capilar, que se alonga em direção à fonte angiogénica. Os brotos capilares próximos fazem então anastomose entre si, formando alças capilares e, em seguida, novos vasos sanguíneos.

A inosculação refere-se a um processo através do qual os vasos pré-existentes no retalho direcionam o crescimento dos capilares receptores circundantes. Por conseguinte, é muito importante ter, antes de conceber e efetuar uma reconstrução de defeitos faciais com retalho, um conhecimento prático do fornecimento de sangue a essa região. Os vasos segmentares são grandes ramos da aorta que correm profundamente para as massas musculares. As artérias segmentares dão origem a vasos musculocutâneos que atravessam o músculo, fornecendo-lhe o seu fornecimento de sangue, e depois seguem para além do músculo para o tecido subcutâneo e a pele. Existem também vasos cutâneos diretos que surgem diretamente dos vasos segmentares e que correm por cima da fáscia para irrigar a pele.

As artérias musculocutâneas na derme reticular profunda ramificam-se em dois plexos microvasculares orientados horizontalmente, um na junção dérmica subcutânea e outro mais superficial na derme papilar. Os retalhos aleatórios obtêm o fornecimento de sangue dos plexos microvasculares, enquanto os retalhos axiais dependem dos vasos cutâneos diretos que correm à superfície do músculo.

A perfusão adequada dos retalhos é essencial para a sua viabilidade e para o sucesso final do procedimento. Os retalhos funcionam devido a eventuais ligações vasculares entre o retalho e os seus vasos nutrientes e o leito recetor. São necessárias cerca de 4 semanas para que a homeostasia regresse após a transferência de tecido.

Seguem-se as alterações cronológicas de um retalho e do leito recetor após a elevação e a transferência 3.

Após 10-24 horas - Diminuição da irrigação arterial, congestão e edema, dilatação das arteríolas e dos capilares.

Após 2-3 dias - Aumento do número e da qualidade das anastomoses entre o retalho e o leito recetor, aumento do número de pequenos vasos no pedículo.

Após 3-7 dias -Reorientação dos vasos ao longo do eixo longo do retalho, as anastomoses criadas a 1-3 dias são agora funcionalmente significativas.

Após 1 semana - Circulação bem estabelecida entre o retalho e o leito recetor.

Após 2 semanas - Maturação contínua das anastomoses

Após 3 semanas - O retalho atinge 90% da sua circulação final

Após 4 semanas - Vasos de tamanho definitivo, poucos vasos remanescentes recém-formados

Para além do fornecimento de sangue, muitos outros factores interagem para determinar a seleção de um retalho local

1.   O princípio das subunidades[7] : É reconhecido como o ponto de partida para a análise dos defeitos faciais. Com o princípio da subunidade, a cor da pele, a textura da pele, a espessura, o crescimento do cabelo e os contornos circundantes nas junções das subunidades são considerados, uma vez que estas caraterísticas podem proporcionar uma camuflagem óptima para incisões e transições. O rosto pode ser estruturado em divisões funcionais conhecidas como unidades estéticas (também conhecidas como unidades regionais, anatómicas ou topográficas). As linhas de junção ou de contorno definem uma região específica do rosto contida nas linhas de contorno anatómicas. Dentro destas margens, o tecido partilha caraterísticas semelhantes, como a densidade do pelo, o tom da pele, a distribuição sebácea, a qualidade vascular e a textura. Estas unidades estéticas são da maior importância na gestão de um defeito. As cicatrizes ficam melhor escondidas dentro destas linhas de contorno, e estas junções podem ser preferíveis às linhas de tensão da pele relaxada para a colocação da cicatriz.

Ao efetuar a reconstrução cirúrgica, devem ser feitos todos os esforços para evitar atravessar os limites das unidades cosméticas, de modo a que a cicatriz resultante possa ser colocada dentro da junção natural ou da linha de fronteira destas unidades cosméticas ou inteiramente dentro de uma unidade cosmética. Se tal não for possível, pode pedir-se emprestado tecido da unidade adjacente para a reparação cirúrgica. Quando uma parte significativa de uma unidade cosmética está em falta, a melhor opção de reparação pode ser a substituição de toda a unidade cosmética. Ao ter em consideração as gradações na cor e textura da pele, que variam de subunidade cosmética para subunidade, juntamente com a elasticidade e as propriedades de movimento do tecido, que variam de indivíduo para indivíduo, a eficácia e o resultado estético da reparação do defeito cirúrgico podem ser grandemente melhorados.

As linhas de contorno importantes com as quais o cirurgião reconstrutivo deve estar familiarizado incluem as seguintes:

* Fio de cabelo

* Sobrancelhas

* Filtro

* Prega alar

* Prega labiomental

* Dobra nasolabial

* Junção vermelhão-cutânea

Para além das linhas de junção acima referidas, as unidades regionais, como o couro cabeludo, a testa, as pálpebras, o nariz, os lábios, o queixo e a bochecha, contêm pontos de referência e subunidades importantes.

A unidade do couro cabeludo está contida nas linhas do cabelo frontal, temporal, parietal e occipital.

A unidade da testa contém 3 subunidades separadas: Templo, Suprabrow (incluindo as partes mediana, paramediana e lateral da testa), Glabella .

O músculo orbicular do olho demarca várias subunidades da região palpebral: Palpebral - subunidades pré-tarsal e pré-septal e Orbital que circunda a sobrancelha e se estende até à junção da bochecha (existem diferenças de elasticidade, cor e espessura entre esta região e a bochecha; são importantes quando se consideram reparações cirúrgicas nestas áreas).

A unidade Nariz contém Raiz, Dorso, Paredes laterais, Ponta, Alae nasi, Columela e Triângulo mole.

Os lábios (subunidade cutânea) têm as seguintes subunidades Lábio superior cutâneo - Limitado inferiormente pela junção vermelhão-cutânea, medialmente pela crista filtral e lateralmente pelo sulco nasolabial Lábio inferior cutâneo - O sulco labiomental, junção inferior, pode ser limitado lateralmente pela continuação do sulco nasolabial ou pelo sulco infra-oral. O limite superior é a junção vermelhão-cutânea.

Filtro - É necessária uma análise cirúrgica cuidadosa, uma vez que uma deslocação mínima (1-2 mm) pode causar uma desfiguração evidente.

Vermelhão - Desde a junção da mucosa até ao rolo branco do bordo cutâneo - vermelhão.

Queixo - Ligado pelo sulco labiomental, que continua sob a linha do maxilar.

2. Termorregulação[8] : A função da pele, como termorregulador, requer que o fluxo sanguíneo seja altamente variável. Esta regulação está sob a alçada do sistema nervoso simpático. Existem shunts arterio-venosos que permitem o desvio dos leitos capilares. Não é claro quais os factores que levam a um aumento do fluxo através destes shunts. Isto leva a uma diminuição do fluxo através dos leitos capilares, afectando assim a viabilidade do retalho, apesar do fornecimento arterial e da drenagem venosa adequados.

3. Propriedades elásticas[8] : A pele possui propriedades elásticas notáveis devido ao colagénio e à elastina. Com a força inicial, o conteúdo de elastina leva ao estiramento. Quando a força é mantida, o alinhamento das fibras de colagénio na direção da força provoca um estiramento adicional. Quando todas as fibras de colagénio estão alinhadas, é difícil realizar movimentos adicionais. O stress e a tensão devidos ao aumento do estiramento diminuem o fluxo sanguíneo e afectam negativamente a viabilidade dos retalhos. A tensão excessiva pode ser evitada através de um planeamento cuidadoso do retalho ou a tensão pode ser reduzida através do descolamento das margens da ferida. As propriedades elásticas da pele manifestam-se nos fenómenos de fluência e de relaxamento da tensão. O relaxamento do stress ocorre quando a pele é colocada sob tensão constante durante dias ou semanas, o que leva a

um aumento compensatório do volume da pele.

4. Relação comprimento/largura dos retalhos[8] : 4:1 - a relação 3:1 é considerada óptima. A crença popular de uma base mais larga com arteríolas subdérmicas adicionais é contra-indicada pelo facto de os vasos adicionais terem

A mesma pressão de perfusão, uma vez que se encontram no mesmo recipiente de alimentação. Assim, não se obtém qualquer vantagem ao alargar excessivamente a base. Assim, a relação comprimento/largura varia consoante os retalhos.

5. Linhas de tensão da pele relaxada[8, 9] : O rosto pode ser mapeado numa série de linhas baseadas na direção da tensão. Estas linhas são perpendiculares aos músculos faciais subjacentes e estão na direção da máxima extensibilidade da pele. Devem ser envidados todos os esforços para colocar o eixo longo da incisão e do encerramento paralelo a estas linhas, uma vez que tal conduz a uma mobilização máxima da pele e a uma diminuição da tensão. As rugas tendem a cair ou a ficar paralelas às RSTL e as cicatrizes podem ser escondidas ou camufladas nas pregas naturais da pele.

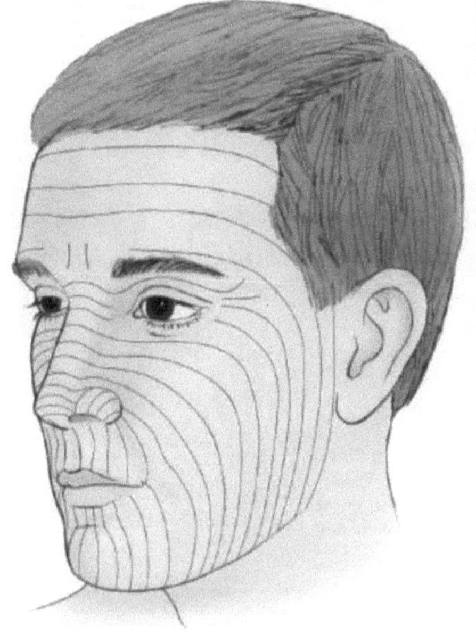

6. Fenómeno de atraso: Reconhece-se que, se o retalho for incisado e minado mas não transposto, sobreviverá durante mais tempo se for transposto mais tarde. A base para este fenómeno de atraso é

1. Melhoria do fluxo sanguíneo

2. Condicionamento à isquemia tecidular

3. Encerramento de shunts AV

O atraso de 10-21 dias é o mais comum. Após 3 semanas-3 meses, o fenómeno do atraso perde-se.

7. Outros factores que afectam a perfusão do retalho[8, 9] :

Citocinas libertadas como componente da resposta inflamatória.

Os leucotrienos D-4 aumentam o fluxo sanguíneo para a pele.

A interleucina 1, o fator de necrose tumoral e o fator de ativação plaquetária induzem vasodilatação.

Os neutrófilos elaboram radicais livres de oxigénio que inibem os efeitos vasodilatadores do óxido nítrico gerado no endotélio.

8. Factores dos doentes [8,9] :

Vários factores no doente podem ser utilizados como indicadores de retalhos que podem estar em risco de falhar.

*   Idade avançada

*   Doenças vasculares cutâneas - doença vascular do colagénio,

*   Doença vasculardia aterosclerótica, hipertensão

*   Diabetes

*   Hiperlipidemia

*   Fumar - 3 vezes mais probabilidade de necrose após o retalho

*   Formação de hematoma - prejudica a vitalidade do retalho   porque

1. Diminuição da irrigação sanguínea devido à acumulação de fluidos

2. Toxicidade direta dos factores libertados pela formação do hematoma

*   Medicamentos

1. Os salicilatos exercem o seu efeito ao longo da vida das plaquetas, pelo que não devem ser tomados 7-10 dias antes de uma cirurgia planeada.

2. Anti-inflamatórios não esteróides - Os efeitos são mais curtos, pelo que devem ser evitados durante um período de tempo igual a 3 meias-vidas, ou seja, aproximadamente 24 horas.

3.   Medicação anticoagulante

- Pós-irradiação

- Biologia tumoral específica

A escolha do melhor método de reconstrução para um defeito específico é um processo complexo. Geralmente, deve ser efectuado com o método mais simples e eficaz possível. Não existe um retalho único que seja adequado para todos os defeitos.

Assim, cada defeito deve ser analisado individualmente quanto à profundidade do defeito, à distorção das subunidades circundantes e ao tecido normal disponível e, em seguida, deve ser escolhida a melhor opção possível.

<u>**REVISÃO DA LITERATURA**</u>

"Flappe" é um termo do século XVI que designa algo que pende largo e solto, preso apenas por um lado.

A evolução do retalho decorre de forma tortuosa ao longo dos séculos, ilustrando o intenso impulso dos seres humanos para reconstruir a anatomia deficiente e criar forma onde originalmente não existia.

<u>RETALHO NASOLABIAL</u>

Nikolaos Lazaridis, Lambros Zouloumis,[11] 1998 avaliaram a utilidade do retalho nasolabial de base superior e inferior para defeitos extra-orais e intra-orais. É defendido devido à simples elevação, à proximidade do defeito e à versatilidade, bem como à utilização de um padrão aleatório devido à riqueza dos vasos subcutâneos.

M. Anthony Pogrel, Shervin Shariati,[12] 1998, através de um estudo de dissecção cadavérica, descreveram a anatomia da prega nasolabial em pormenor. Este sulco é mencionado como estando ausente em recém-nascidos e em casos de paralisia nervosa. Aprofunda-se com a idade avançada e mantém-se mesmo na morte. A sua anatomia depende da atividade muscular relacionada com o sorriso. Assim, os procedimentos cirúrgicos desenvolvidos nesta área podem suavizar ou eliminar esta prega.

C. Ioannides, E. Fossion,[13] 1991 descreveram a utilização do retalho nasolabial para defeitos moderados das estruturas oronasais anteriores. Segundo eles, a reconstrução em duas fases é preferível ao procedimento numa fase, uma vez que é mais segura e apresenta uma melhor circulação e evita a formação de quistos de inclusão devido aos folículos pilosos. Este procedimento é menos mutilante, menos stressante e tem baixa morbilidade da zona dadora.

Yadranko Ducic , Mark Burye,[14] 2000. Segundo eles, o retalho de base inferior proporciona uma cobertura fiável de defeitos da cavidade oral de tamanho intermédio. Eles diferenciaram as condições que requerem reconstrução em estágio único e as outras que requerem reconstrução em segundo estágio. Utilizaram-no para todos os defeitos da cavidade oral lateral, um terço central, incluindo o palato e o pavimento da boca. Estando fora dos portais de radioterapia, a vascularização raramente é comprometida.

Nikolaos Lazaridis[15] 2003, no seu artigo, descreveu a utilização bem sucedida do retalho nasolabial pediculado subcutâneo unilateral para defeitos pequenos a intermédios do pavimento anterior da boca, levantando os retalhos como ilhas de pele, com base no pedículo de tecido subcutâneo. Proporcionou uma melhor integridade funcional do pavimento anterior da boca. Pode ser utilizado com êxito como retalho de padrão aleatório com base no fornecimento de sangue subcutâneo.

ABAS DO LÍNGUA

Em 1987, Getz SB, Posnick JC[16] descreveram o uso de retalhos de língua com base anterior em casos de fístula palatina recorrente na junção do palato duro ou mole e do palato secundário. O retalho usa 2/3 da largura do dorso da língua, com aproximadamente 5-6 cm de comprimento e 1 cm de espessura para cobrir completamente o defeito. As suturas de vicryl 5-0 devem ser colocadas apenas ao longo das margens laterais e anteriores para evitar qualquer comprometimento do fornecimento de sangue. Não se observam problemas nas vias respiratórias nem perda do retalho. Antes da divisão do retalho, a fala é restringida para evitar tensão indevida no pedículo, mas após a divisão não é detectada qualquer alteração.

Em 1988, Domarus HV[17] apresentou um artigo segundo o qual, em tempos anteriores, o procedimento reconstrutivo normalmente utilizado para os defeitos totais da bochecha era tecido do tórax, da testa ou retalhos livres microvasculares, mas, segundo ele, a técnica de porta dupla poupa tempo e substitui mucosa por mucosa. Dois retalhos pediculados miomucosos largos da superfície dorsal e ventral, com uma espessura de 57 mm, são dissecados e rodados para cima e para baixo para serem suturados ao defeito. Tem uma base larga, portanto um bom fornecimento de sangue e uma linha de sutura longa que torna improvável a deiscência. A função da língua em termos de fala, paladar e mastigação não é prejudicada após a cicatrização da segunda fase da cirurgia de divisão do retalho.

Em 1993, Antonio Guedes Alcoforado Assuncao[18] apresentou um trabalho afirmando o uso do retalho fino de língua de 3mm para o fechamento de grandes fístulas palatinas anteriores. Os desenhos são o retalho bifurcado e o retalho em forma de cogumelo. Cada retalho de língua tem 3 mm, exceto na base, onde 5 mm são dissecados com o ápice do retalho adaptado à área da fístula. Sendo fino, pode ser modificado para qualquer forma. Todos os 12 retalhos sobreviveram e registou-se uma complicação pós-operatória de hemorragia que parou espontaneamente. Não se registou qualquer perturbação na protrusão ou na sensibilidade da língua.

Em 1998, Kim YK, Yeo Hin[19] relataram o uso de retalho de língua para defeitos de diferentes tamanhos e localizações na região intraoral em pacientes com idades entre 16 e 65 anos. A ponta da língua e as papilas circunvaladas deveriam ser preservadas para não comprometer a fala, a mastigação e a deglutição. Todos os retalhos excederam a largura do defeito e incluíram o músculo. A fixação maxilomandibular foi efectuada para limitar a abertura da boca. Os vários desenhos foram retalhos dorsais com base anterior ou posterior e retalhos laterais com base anterior ou posterior.

<u>RETALHO TEMPORAL</u>

Hussein S, Abul Hassan[20] , 1986 descreveram a anatomia cirúrgica e o fornecimento de sangue das camadas fasciais da região temporal. A origem e a cobertura das camadas fasciais superficiais e profundas são descritas em pormenor, eliminando as confusões habituais. O fornecimento vascular com os padrões de ramificação habituais foi ilustrado com ênfase no facto de a fáscia temporal profunda ter um único fornecimento de sangue constante e poder ser utilizada como retalho fascial independente transponível ou de duas camadas com base num único pedículo vascular.

Cesar Colmenero, Vincenti Martoreli,[21] 1991 discutiram 26 casos de retalho temporal na reconstrução de defeitos teciduais na região periorbital, base do crânio, maxila e cavidade oral. Em um paciente foram utilizados retalhos bilaterais para o defeito maxilar e palato. Para a base do crânio, foi utilizado tanto na fossa anterior como na fossa média, utilizando uma incisão hemicoronal. Também defenderam a divisão em partes anterior e posterior, sendo a parte anterior utilizada para o processo reconstrutivo e a parte posterior para preencher o defeito anterior. Segundo eles, o retalho miofascial temporal é mais fácil de manusear do que o retalho livre musculocutâneo e microvascular e é seguro devido à rica vascularização.

Hoyo JA, Sanroman JF[22] , 1994. Este artigo analisa a experiência dos autores com o retalho miofascial do temporal na reconstrução da órbita, maxilar, assoalho da boca, língua, trígono retromolar e mucosa bucal. Todos os retalhos transpostos para a cavidade oral apresentaram boa epitelização e adaptação ao lado recetor. Utilizou-se principalmente a abordagem pré-auricular. Para evitar traumas desnecessários no retalho, o arco zigomático foi seccionado ou não fracturado. Foi observada uma deiscência parcial da linha de sutura e a necrose da fáscia temporal foi um achado comum, mas a maioria dos retalhos epitelizou-se dentro de 1-4 meses, com um retalho de aspeto volumoso que mostrou tecido de granulação excessivo no período de 1-2 meses.

Mani V, Panda A.K.[23] , 2003, através de uma série de 30 casos, defende a utilidade deste retalho em vários tipos de reconstrução maxilofacial devido ao fornecimento fiável de sangue, à proximidade do defeito e à forma de leque, fornecendo assim tecido adequado. Apresentou resultados satisfatórios. Em 7 a 10 dias observou-se descamação da fáscia e em 3 a 4 semanas ocorreu epitelização. Dois casos apresentaram infeção da zona doadora e dois casos apresentaram paresia transitória do ramo temporal do nervo facial. A região temporal apresentava uma cavidade, que podia ser camuflada com cabelo.

Lopez R, Dekerster C[24] , 2003. Este estudo também relata a anatomia, a técnica operatória e os resultados pós-operatórios após o retalho fasciocutâneo temporal em 15 pacientes. A melhor indicação segundo eles é a hemimaxilectomia, permitindo o fechamento da comunicação bucosinusonasal. A medida usual do retalho cutâneo é de 4-6 cm e não maior que 8 cm.

<u>PALAVRA PALATAL</u>

Patrick J. Gullane, Sebastian Arena[25] , 1997 em seu artigo discutiram o uso do retalho em ilha palatina na reconstrução intra-oral. Ele foi modificado para aumentar a extensão por meio do procedimento de liberação do forame palatino.

EricM.Genden & Bryant B. Lee[26] , 2001. De acordo com eles, o retalho em ilha palatina oferece um método fiável de reconstrução primária para lesões limitadas do trígono retromolar e do palato duro e mole. O tecido mucoperiosteal associado a este retalho é ideal para dividir as cavidades oral e nasal e evita a necessidade de obturador palatino protético. Tem a vantagem de fornecer uma grande área e ser sensível. A remucosalização do palato duro resulta em pouca ou nenhuma contratura.

JJ Lee, S.H. Kok, H.H. Chang,[27] 2002 considerando a dificuldade de reparar a comunicação oroantral na região dos terceiros molares devido à rotação ser impedida pelo pedículo vascular, aconselharam a utilização destes retalhos palatinos aleatórios mas com uma relação comprimento-largura específica. Esta relação é um fator importante para determinar o resultado. O rácio nos casos de sucesso foi de 2,23 e nos casos de insucesso de 2,40.

PALA DA PROA

Joseph G. McCarthy, Z. Paul Lorenc, 1985[28] , com estudo cadáver fresco, utilizando o estudo de injeção de vasos faciais com corante azul de dissulfina e microfilme, ilustraram vasos de grande calibre na região mediana da testa. O retalho mediano da testa é uma técnica versátil na reconstrução nasal, pois proporciona uma combinação satisfatória de cor e textura. Este estudo mostrou plexos anastomóticos ricos na região do canto medial com as artérias infratroclear, nasal dorsal e lacrimal. Esses plexos são suficientes para garantir a viabilidade do retalho, mas ainda assim o supratroclear deve ser incluído e preservado.

Jerome E.Adamson,[29] 1988 no seu artigo afirma que o retalho expandido da testa fornece um tecido amplo com morbilidade moderada, uma vez que são necessárias três operações, mas os resultados permanentes justificam os esforços. A utilização de um expansor de pele proporciona um retalho fino e flexível.

Jose Guerrerosantos[30] no seu artigo de 2000 descreveu o retalho musculocutâneo frontal em ilha como uma técnica aceitável para a cobertura de defeitos na testa.

PLATYSMA FLAP

Dennis J. Hurwitz, Joseph a. Robson[31] reviram a anatomia desta região com estudos cadáveres recentes utilizando injecções intravasculares selectivas de microfilme e tinta. As pequenas artérias que irrigam a região são os ramos auricular posterior e occipital na parte lateral superior do pescoço, facial e submental na parte medial superior do pescoço, tireoide superior na parte média, subclávia na parte medial inferior e cervical transversa ou superficial na parte lateral do pescoço. Tem também um fornecimento cutâneo direto adequado e o retalho sobrevive mesmo que uma região seja preservada.

M.Rasse Ch.Kermer,[32] 1999 utilizaram um retalho miocutâneo modificado do platisma para um grande ameloblastoma. Foram efectuadas incisões submandibulares e submentais bilaterais e a dissecção do platisma foi feita preservando a artéria facial e a veia jugular externa. Mas os resultados não são previsíveis se a artéria submental não for preservada.

Dale A.Baur, Joseph l. Helman,[33] 2002 avaliaram a fiabilidade e a utilização de retalhos de platisma com base posterior. Segundo eles, o retalho tem um suprimento sanguíneo generoso e pode ser usado para reconstrução de defeitos intra-orais e do terço inferior da face. As vantagens são a boa combinação de cores, a espessura adequada e o fácil acesso. Descreveram três desenhos potenciais deste retalho - com base superior, inferior e posterior. O retalho de base posterior é mais adequado para defeitos posteriores da mucosa oral e do rebordo e para defeitos que envolvam o terço inferior da face.

RETALHO AURICULOMASTOIDEU

Pill Hoon Choung 1996[34] descreveu a anatomia, a vasculatura e a sua utilização em 25 casos durante três anos em diferentes localizações. Este é um procedimento subcutâneo de uma fase baseado em vasos únicos que sobreviveu bem em áreas pouco vascularizadas. Tem a vantagem de ter uma pele fina e maleável com boa combinação de cores e sensibilidade restaurada, além de o local doador mostrar o fechamento direto e ficar escondido atrás da orelha. Segundo eles, tem qualidade de pele igual à do antebraço radial sem a necessidade de anastomose microvascular.

RETALHO ESTERNOCLEIDOMASTOIDEU

Nobuyuki Tanaka & Akira Yamaguchi[35] , 2003 em seu artigo revisa 40 casos de uso consecutivo do retalho miocutâneo do ECM para reconstrução após ressecção. As suas indicações dependem das metástases cervicais e espera-se que aumentem com o aumento das tendências do esvaziamento cervical supraomohióideo e funcional. No entanto, em casos pós-radioterapia com fornecimento de sangue comprometido, o efeito na cicatrização de feridas e na sobrevivência é controverso.

ALMOFADA ADIPOSA BUCAL (BFP)

Tideman, Bosanquet, 1986[36] discutiram a anatomia, o desenvolvimento da BFP e uma série de pacientes tratados com almofada de gordura bucal descoberta. Segundo eles, trata-se de uma massa de tecido facilmente acessível e o pedículo obtém o seu fornecimento de sangue das artérias temporais superiores, maxilares e faciais. A radioterapia pós-operatória também não tem efeitos deletérios na sobrevivência, de acordo com o seu estudo.

Ho Kee Hai,[37] 1988 enumeraram as vantagens do BFP como a mobilização simples; a proximidade do local, a desfiguração mínima e, se falhar, a utilização de outros retalhos locais não é posta em causa.

James M. Stuzin, Lois Wagstrom[38] , 1990, com base em estudos cadavéricos recentes, descreveram em pormenor a sua anatomia e relação com os espaços mastigatórios, o nervo facial e o ducto parotídeo.

Tem sido utilizado como enxerto de gordura livre, retalho pediculado. Foi designada por "syssarcosis", uma gordura que melhora o movimento intermuscular, uma vez que separa os músculos da mastigação uns dos outros e do arco zigomático e do ramo da mandíbula.

Yasuo Hanazawa, Kohsuke Itoh,[39] 1995 defenderam a utilização de BFP em casos de OAF entre 820 mm com resultados bem sucedidos. De acordo com eles, a gordura exposta oralmente transformou-se em tecido semelhante a granulação e a epitelização desenvolveu-se em 3 semanas.

Arnulf Baumann & Rolf Ewers,[40] 2000 relataram a avaliação do BFP pediculado na reconstrução de defeitos do palato duro e mole em vários casos como OAF, tumores, fístula posterior em fendas e cobertura de transplantes ósseos. Todos os enxertos cicatrizaram sem qualquer perturbação estética e a superfície converteu-se numa mucosa normal.

RETALHOS PARA RECONSTRUÇÃO DO LÁBIO

Mehmet Bayramicli, Ayhan Numanoglu[41] ,1997 defenderam uma nova técnica para a reconstrução do lábio inferior que inclui a transferência de um retalho miocutâneo baseado no feixe neurovascular e nos ramos da artéria facial. O princípio deste procedimento reconstrutivo consiste em avançar os tecidos de ambos os lados do queixo como retalhos miocutâneos para cima, para o defeito labial, reorientando os músculos do retalho para a função esfincteriana e preservando o nervo mental para a sensação.

Attilio C. Salgarelli, Marco Persia[42] 2001 defenderam a técnica da escada para a reconstrução de defeitos do lábio inferior até 2/3 do lábio. Baseia-se no avanço lateral do retalho. Segundo eles, é vantajosa porque pode ser realizada sob anestesia local sem transecção do orbicularis oris, do depressor labii inferioris ou do depressor anguli oris e também evita sequelas funcionais ou cosméticas adversas. Trata-se também de um procedimento numa única fase.

Michael F.Zide, Clay Fuselier[43] 2001 defenderam retalhos de espessura parcial do tipo Abbe / Estlander para que a retenção do músculo original do local de ressecção do paciente pudesse ser feita para resultar num melhor funcionamento do lábio. Este retalho de espessura parcial foi retirado do meio do lábio inferior para substituir uma porção do lábio superior ou da porção lateral do lábio superior para substituir uma porção do lábio inferior. Todos os retalhos com origem no lábio inferior e deslocados para o lábio superior tinham uma base arterial lateral no mesmo lado do defeito do lábio superior e todos os retalhos do lábio superior tinham uma base medial.

Jianhua Liu, Tadashi Okutomi et al,[44] 2001 defenderam uma técnica modificada que utiliza retalhos de tecido labial deslizantes para evitar problemas normalmente observados na reconstrução de grandes defeitos no lábio inferior, como destruição maciça e complexa, função e aparência insatisfatórias. Pode tratar defeitos labiais entre 1/3 e 4/5 do comprimento do lábio. A cobertura é auxiliada pela elasticidade inerente do tecido mole.

Abel Garcia[45] 1993 defendeu a utilização de retalhos em ilha do lábio superior nutridos pela artéria labial superior através de um pedículo de tecido submucoso e do músculo orbicularis oris que vai da ilha até à comissura ipsilateral. O retalho é transferido através de um túnel que é criado a partir da comissura para o defeito do lábio inferior. A ferida do lábio superior é fechada primariamente. Como a ferida da zona dadora está localizada intra-oralmente, não é visível qualquer cicatriz.

<u>RETALHO NASOLABIAL</u>

O retalho nasolabial é um retalho pediculado inferior ou superiormente que pode ser utilizado unilateralmente ou bilateralmente para a reconstrução extra-oral ou intra-oral

PERSPECTIVA <u>HISTÓRICA</u> [10]

O Sushruta Samhita, um livro do cirurgião indiano Sushruta, menciona a referência a este retalho em 600 a.C. Em 1800, foram vistas imagens do retalho nasolabial em gravuras. Mas Dieffanbach, em 1830, descreveu pela primeira vez a utilização do retalho nasolabial de base superior para a reconstrução das asas nasais.

Von Langenback, em 1864, utilizou este retalho para a reconstrução nasal. Thiersch foi o primeiro a utilizar a transferência transbucal deste retalho para o encerramento de um defeito intra-oral.

Em 1921, Esser descreveu um retalho nasolabial de base inferior para o encerramento de fístulas palatinas. Relatou a transferência do retalho em duas fases para aumentar a sua fiabilidade. Mais tarde, Wallace e Rose relataram a modificação do desenho básico do retalho, enfatizando a transferência numa única fase.

Cramer[15] relatou o uso de retalhos nasolabiais para reconstrução do assoalho anterior da boca em 1963.

Em 1981, Rose descreveu o retalho nasolabial de base inferior de padrão axial numa única fase para a reconstrução do pavimento da boca. Continha tecido subcutâneo e músculos faciais com vasos associados. A adição de músculo aumentou a mobilidade do retalho.

Em 1988, Hagan e Walker descreveram um retalho musculocutâneo nasolabial que podia ser avançado até 5 cm ou mesmo até à região cantal medial sem isquémia. Foi contraindicado por Herbert e Degeus que desaprovaram avanços maiores que 2 cm.

Panje descreveu a utilização de um retalho nasolabial de espessura total com um procedimento de troca do lábio inferior para reconstruir um defeito total do lábio.

Garatea e colegas introduziram uma modificação em 1991 que aumentou a área de superfície da pele sem pêlos para a reconstrução intra-oral. O desenho incluía agora pele sob a pálpebra que se estendia lateralmente até ao sulco nasolabial.

ANATOMIA CIRÚRGICA [10,12, 48]

O sulco nasolabial estende-se desde aproximadamente 1 cm superior ao rebordo alar lateral até aproximadamente 1 cm lateral ao canto da boca. Medialmente ao sulco está o canto da boca com o músculo orbicularis oris. Superior e lateral é a bochecha. Zufferey demonstrou a inserção do músculo zigomático maior na derme desta prega. No entanto, de acordo com Yousef et al, não existe uma camada separada como a anterior. A inervação é feita pelo ramo bucal e zigomático do nervo facial.

A artéria facial e os seus ramos são a principal base de alimentação para este retalho. A artéria facial engancha-se à volta do bordo inferior da mandíbula e entra na face no bordo anterior do masséter. Passa para cima e para a frente num trajeto tortuoso num ponto próximo do ângulo da boca, dando vários ramos ao terço inferior do sulco nasolabial. Perto do ângulo da boca, fixa-se sob o risório e o zigomático maior, onde dá origem ao terço superior do sulco nasogeniano.

artéria labial. Os ramos da artéria labial inferior também irrigam o terço inferior do retalho. O fornecimento de sangue ao resto do retalho é fornecido por perfurantes profundas da artéria infra-orbitária e da artéria facial transversa que se anastomosam com ramos da artéria facial.

O retalho tem pedículo superior e inferior, pelo que pode ser concebido com base em qualquer um dos dois. Assim, o retalho inferior é baseado nos ramos superolabial e alar da artéria facial. À medida que a artéria facial percorre o dorso do nariz, transforma-se em artéria angular e fornece a porção distal do retalho. A artéria infra-orbital e a artéria facial transversa que suprem a parte superolateral formam a base do retalho de base superior. O terço distal serve normalmente como retalho de padrão aleatório. O retalho nasolabial também pode ser utilizado como retalho de padrão aleatório com base no fornecimento de sangue subcutâneo dos vasos faciais, faciais transversos e angulares.

INDICAÇÕES

Extra-oral

Utilizado para a reconstrução de

1- Defeitos nasais

2- Defeitos dos lábios

Intra-oral

1-   Utilizado principalmente para a reconstrução de defeitos anteriores do pavimento da boca. Os retalhos bilaterais podem ser utilizados para cobrir grandes defeitos até 5 cm do pavimento da boca.

2-   Língua

3- Pequenos defeitos no maxilar

4- Alvéolos superiores e inferiores

5- Defeitos oronasais

6- Mucosa bucal

CONCEPÇÃO E TÉCNICA DA ABA [10, 11, 13, 14]

O comprimento necessário e o arco de rotação do retalho devem ser analisados de acordo com o defeito. Se o comprimento do retalho for curto e a base for larga, pode ser utilizado um retalho de padrão aleatório. A dissecção é efectuada no plano do tecido subcutâneo, removendo a gordura se for necessária uma espessura menor. No caso do retalho de padrão axial, a dissecção é efectuada até ao nível do periósteo. É feita uma pequena incisão paralela ao eixo longo do retalho no periósteo para além da base do retalho para reduzir a tensão no retalho.

RETALHO NASOLABIAL DE BASE INFERIOR

É mais frequentemente utilizado para os defeitos da região intra-oral. O retalho é delineado na bochecha e elevado com tecido subcutâneo suficiente para assegurar um bom fornecimento de sangue, mas permanece superficial aos músculos faciais. A linha de incisão medial segue a prega nasolabial nos dois terços superiores e está localizada 34 mm medialmente no terço inferior. A base do retalho deve ter 1,5 a 2,5 cm de largura. Uma largura superior a esta dificulta a rotação do retalho e uma largura inferior pode comprometer o fornecimento de sangue. As linhas de incisão medial e lateral afunilam superiormente cerca de 0,5 a 0,75 cm antes do canto medial. O limite inferior do retalho situa-se ao nível da comissura oral, uma vez que, logo abaixo desta, vários ramos da artéria facial ou da artéria labial inferior passam para a pele nasolabial e para o tecido subcutâneo.

Para os defeitos do palato, do alvéolo superior e do trígono retromolar, é feito um túnel transbucal na parte posterior do sulco gengivo-vestibular superior. Nos defeitos do terço lateral do pavimento da boca e do alvéolo, é efectuado um túnel transbucal de forma semelhante no sulco bucal da gengiva inferior. Para defeitos da região central da cavidade oral, é preferível um retalho nasolabial em duas fases e, se for colhido, um retalho bilateral é considerado superior.

O retalho é elevado de cima para baixo no plano supramuscular com uma tesoura de dissecação. O ramo angular tem de ser atado. É feito um túnel transbucal de acordo com o local do defeito. O túnel deve ser suficientemente largo para transferir o retalho sem tensão.

A zona doadora é fechada principalmente em camadas. A segunda fase da divisão do pedículo é efectuada 2-3 semanas após o procedimento inicial. O procedimento em duas fases é preferível ao procedimento numa fase porque

1- É mais seguro e fiável devido a uma melhor circulação do retalho.

2- A parte profunda do pedículo que se encontra no processo alveolar impede o desgaste da prótese e leva à formação de quistos de inclusão devido aos folículos pilosos.

RETALHO NASOLABIAL DE BASE SUPERIOR

Estes retalhos são utilizados principalmente para a reconstrução do lábio maxilar, da mucosa bucal e de defeitos nasais. São ideais para a reconstrução nasal devido à sua cor, textura e localização semelhantes e se a cicatriz resultante da zona dadora cair no sulco nasolabial. A ala, a columela e o lóbulo infra-orbital foram reparados com este retalho.

A reconstrução da ala requer revestimento da mucosa, suporte estrutural e cobertura da pele e este

retalho pode ser virado sobre si próprio para servir de revestimento da mucosa e da pele.

<u>VANTAGENS DO RETALHO NASOLABIAL</u>

- Fornecimento de uma quantidade suficiente de tecido local.

- Resultado cosmético, uma vez que a cicatriz se encontra na prega natural

- Sem dificuldades de fala e deglutição

- Fácil de executar

- Fora das zonas dos portais de radiação

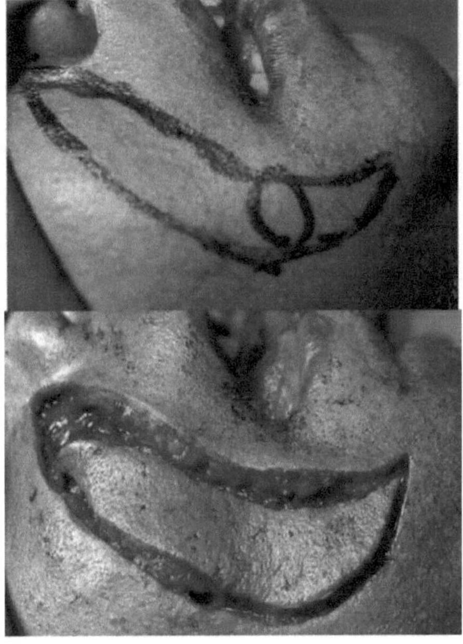

DESVANTAGENS DO RETALHO NASOLABIAL

- Não pode ser utilizado para defeitos grandes e distantes
- Crescimento do cabelo
- O pedículo do retalho atravessa a mesa oclusal de pessoas dentadas
- Cicatrização
- Deiscência do retalho

COMPLICAÇÕES

1- Perda do sulco nasomaxilar e criação de aspeto edematoso e volumoso, que pode ser corrigido com a retirada de toda a gordura do retalho e sutura periosteal.

2- Necrose parcial ou total se o retalho for demasiado longo em relação à base.

3- Sialadenite obstrutiva no encerramento de um defeito do pavimento da boca que aparece como uma massa submandibular.

4- Aba demasiado volumosa tornando a prótese instável

5- Com o retalho de base superior para a reconstrução nasal, observou-se um aspeto volumoso, conhecido como mecanismo de porta de armadilha[10]

ABAS DOS DENTES

Os retalhos de língua têm sido utilizados para a reconstrução de defeitos maxilofaciais há mais de 100 anos. É um excelente local de dador devido ao seu rico fornecimento de sangue e à baixa morbilidade associada à sua utilização.

<u>PERSPECTIVA HISTÓRICA</u>

Em 1901, Eiselsberg utilizou-o pela primeira vez para a reparação de defeitos intra-orais, tendo sido introduzido para a reconstrução intra-oral em 1909 por Lexer. Em 1956, Kloop e Schurter[49,50] descreveram uma técnica em que foi utilizado um retalho pediculado do bordo lateral da língua para reparar um defeito do palato mole. Este é o primeiro registo conhecido da utilização de um retalho de língua para a reconstrução intra-oral.

Conley et al introduziram algumas modificações no retalho. Em 1966, Guerrero Santos[50] Altamirano utilizou este retalho para a reparação da fenda palatina. Ortiz Monasterio utilizou o retalho de língua para reparação após queimaduras eléctricas. Em 1970, Massengill e outros discutiram os efeitos do retalho de língua na fala e na articulação. Em 1972, Cadenat et al. descreveram a riqueza do plexo vascular submucoso da língua e descreveram que esta pode ser elevada com segurança em qualquer direção. No mesmo ano, Jackson relatou a modificação do retalho dorsal de base inferior para fechar a fístula palatina em crianças.

Hockstein, em 1977, e Carreirao e Lesse, em 1979, descreveram retalhos linguais longos e espessos com base distal. Em 1987, Posnick e Getz também defenderam a utilização de retalhos espessos como forma de garantir a viabilidade do retalho.

<u>ANATOMIA CIRÚRGICA</u> [49,51]

Os princípios do retalho mucoso e musculomucoso da língua baseiam-se no facto de o fornecimento de sangue às membranas mucosas derivar dos vasos perfurantes do músculo subjacente. A língua é uma massa móvel de músculo estriado coberta por uma membrana mucosa. Pode ser dividida em parte fixa, que é a raiz, e parte móvel, que é formada pelo corpo e pelo ápice. O corpo é dividido em duas metades por rafe mediana.

As áreas da língua cobertas pela membrana mucosa são o ápice, o dorso, as margens direita e esquerda e a superfície inferior. A raiz da língua é fornecida pela artéria e veia linguais, que têm ramos transversais, pelo que pode ser retirado um retalho transversal desta parte. Os ramos de Ranine irrigam a parte móvel. As artérias raninas seguem ao lado da massa muscular profunda e têm 10 a 12 colaterais. Os ramos terminais anastomosam-se no ápice formando o arco ranino. As rafe medianas separam o corpo lingual em duas metades sem qualquer anastomose vascular. Existem quatro artérias que irrigam a língua: a artéria supra-hióidea, a lingual dorsal, a sublingual e a lingual profunda, das quais a lingual é a principal. A artéria lingual está presente na superfície ventral e a partir daí formam-se ramos perfurantes que percorrem o corpo da língua em direção à superfície dorsal. Abaixo do hioglosso, ela dá origem à artéria lingual dorsal, que supre o dorso da língua, a valécula, a epiglote e as amígdalas. Quando a artéria lingual atinge a borda anterior do músculo hioglosso, ela se divide em ramos terminais, a artéria sublingual e a artéria lingual profunda. A artéria sublingual percorre o genioglosso e a glândula sublingual e faz anastomose com a artéria do lado oposto e supre a glândula, o músculo milo-hióideo e a musculatura adjacente. A artéria lingual profunda segue anteriormente, profundamente à mucosa ventral, para irrigar o dorso da língua. A artéria lingual profunda bilateral comunica-se através da artéria lingual transversa. Assim, o plexo de artérias permite a elevação segura de 3 mm do retalho. O retalho dorsal da língua tem um padrão vascular aleatório, mas o retalho lateral de base posterior que contém a artéria lingual tem um padrão axial.

<u>INDICAÇÕES</u>

- Reparação de fístula oroantral
- Reparação da comunicação oronasal
- Reconstrução dos lábios
- Reconstrução da mucosa bucal

*   Reconstrução da hipofaringe

DESENHO DA ABA [10,19,51,52]

Devem ser considerados três factores básicos na conceção de um retalho de língua bem sucedido. Em primeiro lugar, a localização exacta, a largura e o comprimento do retalho dependem da localização e do tamanho do defeito. Em segundo lugar, os contornos do retalho devem ser feitos na direção do fornecimento de sangue na raiz, no corpo e no ápice da língua. Em terceiro lugar, a tensão e a distorção do retalho devem ser evitadas durante a mobilidade da língua.

Os vários modelos de retalho de língua são

*   Retalho anterior e posterior do dorso da língua

*   Retalho lateral da língua

*   Aba central da língua

*   Aba de língua ventral

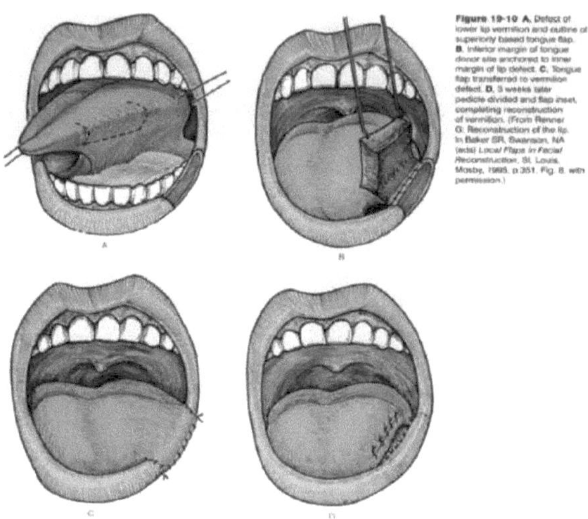

Figure 19-10 **A,** Defect of lower lip vermilion and outline of superiorly based tongue flap. **B,** Inferior margin of tongue donor site anchored to inner margin of lip defect. **C,** Tongue flap transferred to vermilion defect. **D,** 3 weeks later pedicle divided and flap inset, completing reconstruction of vermilion. (From Renner G: Reconstruction of the lip. In Baker SR, Swanson, NA (eds) *Local Flaps in Facial Reconstruction,* St. Louis, Mosby, 1995. p 351. Fig. 8. with permission.)

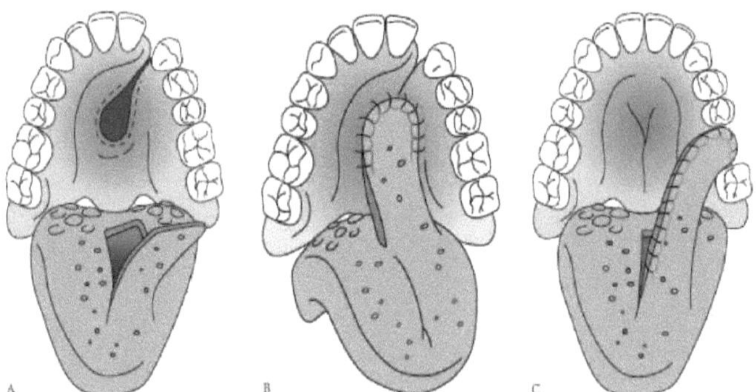

FIGURE 38-13   A and B. Use of an anteriorly based tongue flap to cover the soft tissue deficit resulting from an alveolar cleft. C. This type of flap is also useful for closing large oroantral fistulas.

<u>DESENHOS DE ABAS ALEATÓRIOS</u>

Retalho de base dorsal

O retalho mais utilizado pode ser tanto anterior como posterior. De acordo com Bracka, os retalhos de base posterior são mais previsíveis. São utilizados para defeitos do palato mole, do trígono retromolar ou da mucosa bucal posterior.

Os retalhos de base anterior são utilizados para o palato duro, a mucosa bucal anterior, o pavimento anterior da boca e os lábios.

A elevação do retalho posterior às papilas circunvaladas deve ser evitada para maximizar a sobrevivência do retalho. O comprimento do retalho deve ser suficiente para permitir a cobertura do defeito e a mobilidade da língua. Normalmente, 3 mm de retalho são suficientes, mas quando é necessário mais volume, podem ser utilizados até 10 mm de dois terços do dorso da língua. Estes retalhos são concebidos longitudinalmente num dos lados da linha média com base no pedículo anterior ou posterior.

Não deve atravessar a linha média avascular, exceto se for bipediculado. O retalho elevado inclui a mucosa e os músculos.

Retalho posterior da língua

Baseia-se no ramo lingual dorsal da artéria lingual. Pode ser utilizado um retalho longitudinal que se estende por todo o comprimento da metade lateral da língua, desde as papilas circunvaladas até à ponta.

<u>Retalho de base anterior</u>

Este retalho permite uma maior mobilidade porque o pedículo se encontra na extremidade livre da língua e pode ser mais versátil, mas este desenho é mais sofisticado e requer uma maior preocupação durante o planeamento e a execução. Com rotação para a frente e o lado cru virado para fora, pode ser utilizado para a reparação do vermelhão. Com a mesma rotação e o lado cru virado para baixo, pode ser utilizado para a reparação de defeitos no pavimento anterior da boca. Todos os retalhos de base anterior, ao contrário dos de base posterior, requerem uma cirurgia de segunda fase para libertação da língua com libertação do pedículo.

Retalho de base transversal

Na forma bipediculada, este retalho pode ser utilizado para a transferência da parte anterior da língua para o pavimento da boca ou para a própria ponta da língua. Em todos os casos, após 14-21 dias de cirurgia, o pedículo é dividido. A terceira fase do procedimento de desbaste deve ser efectuada 3 meses após a separação do pedículo.

Retalho lateral da língua

É utilizada no tratamento de defeitos da mucosa bucal, do palato lateral ou do alvéolo. As incisões são feitas na superfície ventral ou dorsal da língua em forma de V, o que permite um fecho primário fácil do local doador.

Aba de língua de porta dupla [17]

Foi relatado pela primeira vez por Domaru. É utilizada para restaurar grandes defeitos da mucosa bucal que se estendem desde a comissura até ao ramo mandibular anterior. É efectuada uma incisão horizontal no bordo lateral da língua com o mesmo comprimento do defeito. São levantados retalhos de aproximadamente 5-7 mm e suturados para cima e para baixo até à margem do defeito. Uma segunda cirurgia é efectuada 2-3 semanas mais tarde para a divisão do retalho e a zona dadora é deixada para o encerramento primário. Nos casos dentados, é utilizado um aparelho de bloqueio da mordida para evitar traumas no retalho.

Retalho lingual de trânsito mediano

Foi introduzido por Calamel para defeitos da região sublingual. É levantado um retalho de 5-7 mm com base anterior no lado contra-lateral. É criado um túnel através de uma incisão colocada na linha média que permite que o retalho chegue ao pavimento da boca. A região da rafe mediana é utilizada para criar o túnel devido à sua avascularização. Como mencionado anteriormente, a divisão do retalho é efectuada 2-3 semanas mais tarde.

Conceção do retalho axial

Retalho posterior deslizante da língua - este desenho é utilizado principalmente para defeitos laterais da língua com 4-6 cm e é uma modificação do retalho de avanço da hemilíngua descrito por Schecter et al. O retalho da língua, incluindo o músculo, é criado libertando a língua do osso hioide e mantém o ramo dorso-lingual da artéria lingual como vaso de alimentação. Para uma mobilidade completa, a base deve ser libertada do septo vertical. A artéria lingual localiza-se profundamente ao hioglosso e mais posteriormente a ela está a artéria dorsolingual.

Chicarilli referiu que este retalho deslizante pode ser utilizado para fechar defeitos laterais da língua até 6 cm.

RECONSTRUÇÃO DOS LÁBIOS

É utilizado como suporte da mucosa bucal na reconstrução de deformidades labiais pós-traumáticas e na reconstrução do vermelhão. É feita uma incisão na junção do vermelhão atrófico e da mucosa labial e é feito o descolamento do retalho do vermelhão. Utiliza-se agora um retalho de língua retangular com base lateral, cujo bordo medial é suturado ao bordo posterior do defeito da incisão labial. O pedículo é libertado após 2-3 semanas. Também é utilizado para lábios após queimaduras e ressecção oncológica.

RECONSTRUÇÃO DA MUCOSA BUCAL

Utilizando a técnica do retalho de porta dupla, o retalho é suturado na margem superior e inferior do defeito.

RECONSTRUÇÃO DA HIPOFARINGE

Foi introduzido pela primeira vez por Sisson em 1956. Mais tarde, Lore et al. descreveram um retalho de língua em combinação com enxerto dérmico para a reconstrução total da hipofaringe, orofaringe e nasofaringe. A base da língua é usada como um retalho de padrão axial. Após a mobilização da orofaringe e do esófago, os bordos são suturados à fáscia pré-vertebral ou ao ligamento espinal anterior juntamente com o bordo inferior e superior do enxerto dérmico. O retalho da língua com 1-1,5 cm de espessura anterior às papilas circunvaladas é elevado e rodado cerca de 270 graus e os bordos são suturados às paredes anterior e lateral do esófago recém-construído.

VANTAGENS DO RETALHO DE LÍNGUA

- Tecido disponível adjacente

- Excelente irrigação sanguínea

- Baixa morbilidade

- Metade da língua pode ser mobilizada para cobertura de tecido sem comprometer a fala, a mastigação ou a deglutição, apenas a ponta da língua e as papilas circunvaladas precisam de ser preservadas.

- Torna-se reinervado a partir do tecido hospedeiro adjacente

- Devido ao seu rico suprimento sanguíneo, também pode ser utilizado em candidatos irradiados.

- A parte dadora da língua, que é estreita, aumenta devido ao exercício.

COMPLICAÇÕES DO RETALHO DE LÍNGUA

- Embora muito raras, as complicações pós-operatórias precoces que podem ocorrer incluem

- Hemorragia

- Infeção, hematoma

- Perda temporária da sensibilidade, do paladar e da mobilidade da língua

- Necrose parcial e, muito raramente, necrose total

- O mais significativo é a dificuldade na fala, não observada se a ponta for preservada.

RETALHO TEMPORAL

O músculo temporal e a sua fáscia têm sido utilizados na reconstrução maxilofacial durante anos, devido ao seu volume e natureza do tecido disponível, ao fornecimento vascular e à facilidade de obtenção.

PERSPECTIVA HISTÓRICA [10,21,22,23]

A primeira descrição do retalho do músculo temporal data de 1898, quando Golovine o utilizou para a reconstrução orbital pós-exanteração. Inicialmente, foi utilizado principalmente para a reconstrução orbital e para o tratamento da anquilose da ATM. Devido à sua rica vascularização, facilidade de elevação e fiabilidade, tem sido utilizada para uma variedade de procedimentos reconstrutivos. Gillies relatou a sua utilização na reanimação da face paralisada.

Bradley e Brockbank descreveram pela primeira vez o uso do retalho para reconstrução oral e também delinearam seu suprimento sanguíneo. Desde então, tem sido utilizado por muitos cirurgiões para a reconstrução do trígono retromolar, da parede faríngea, do assoalho da boca, da língua e da mucosa bucal. Koranda et al. descreveram uma técnica de transposição do músculo temporal para a cavidade oral abaixo do arco zigomático sem dividir o zigoma.

Segundo Hunterbrink, a reimplantação do arco zigomático não é necessária, uma vez que a rotação do retalho proporciona volume suficiente na região zigomática.

Tideman et al defendem a utilização de uma malha de titânio preenchida com osso corticocancelo, aparafusada após maxilectomia e coberta com músculo temporal dividido sagitalmente.

INDICAÇÕES

Utilizado para a reconstrução em

-   Anquilose da ATM

-   Deslocação do disco da ATM

-   Reanimação facial

- Reconstrução do palato após reconstrução do tumor

- Reconstrução de fendas palatinas congénitas persistentes

- Reconstrução do zigoma hipoplástico ou ausente na síndrome de Treacher Collin

- Obliteração orbital após exanteração

- Restauração da competência da tampa em lagothalmos

  Obliteração do seio frontal após fratura ou infeção

- Reconstrução da base do crânio

- Reconstrução do revestimento da cavidade oral e da faringe após ablação tumoral e avulsão traumática.

- Reabilitação na paralisia facial

ANATOMIA CIRÚRGICA [10,20,53,54]

A fáscia temporal superficial (fáscia temporoparietal) situa-se imediatamente a seguir aos folículos pilosos. É contínua acima com a galeia-aponeurótica e abaixo com a camada SMAS da face. A fáscia temporal profunda (fáscia temporal) está separada da fáscia superficial por um plano avascular de tecido areolar solto. Envolve o músculo temporal até ao bordo superior do arco zigomático. É uma bainha aponeurótica fibrosa forte que também dá origem a algumas fibras do músculo. Fixa-se superiormente em toda a extensão da linha temporal superior e estende-se inferiormente até ao arco zigomático. É coberta por pele, fáscia temporoparietal, tecido areolar frouxo de superficial a profundo, músculo orbicular anterior e vasos temporais superficiais e nervo auriculotemporal posterior. A sua porção superior é uma fina lâmina única que se torna mais espessa inferiormente, onde se divide aproximadamente 2 cm acima do arco malar em duas camadas de fáscia temporal que se ligam aos aspectos medial e lateral do arco zigomático.

Uma pequena quantidade de gordura, o ramo zigomático-orbital da artéria temporal superficial e o ramo zigomático-temporal do nervo maxilar estão contidos entre estas duas camadas da fáscia temporal. Ao nível do arco malar, o periósteo funde-se superiormente com as camadas interna e externa da fáscia temporal e, inferiormente, com a fáscia massetérica.

O músculo temporal é um músculo bipenado que ocupa a fossa temporal do lado da cabeça, uma área delimitada pelas linhas temporais e pelo arco zigomático. As fibras musculares superficiais nascem do periósteo da fossa temporal e da fáscia temporal sobrejacente. As fibras profundas surgem do teto da fossa infratemporal e da crista infratemporal. A espessura do músculo varia de 15 mm ao nível do arco zigomático a 5 mm na sua periferia.

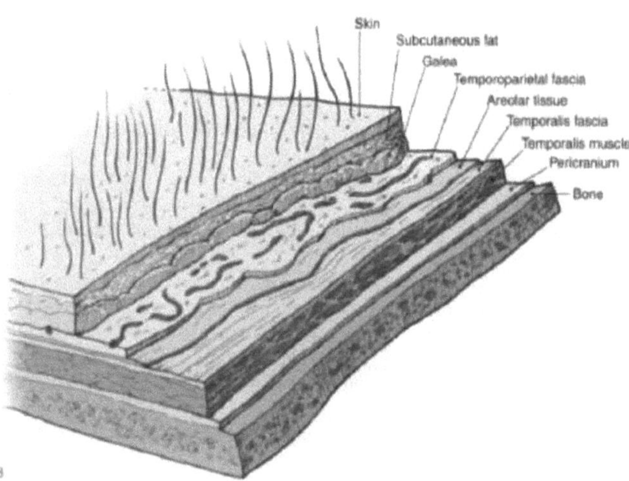

As fibras musculares periféricas finas convergem à medida que descem inferiormente para formar um tendão espesso que passa medialmente ao arco e se insere na borda anterior e na superfície medial do processo coronoide da mandíbula, continuando inferior e anteriormente até ao primeiro molar.

Os principais vasos sanguíneos do retalho temporal foram demonstrados por Chering e outros. São derivados de três fontes. Estas artérias são ramos da segunda porção da artéria maxilar e da artéria temporal superficial. A artéria temporal profunda anterior (ATA), um ramo da artéria maxilar interna, entra no lado profundo do temporal no seu aspecto anteroinferior, inferior ao bordo superior do arco zigomático. A artéria temporal profunda posterior (ATPD), também um ramo da artéria maxilar interna, entra na porção média do músculo no seu aspeto inferomedial e dirige-se para cima, para a parte cefálica do músculo, obliquamente à disposição das fibras musculares.

O ramo da artéria temporal média (ATM) da artéria temporal superficial entra na porção posterior do músculo a partir do seu aspeto lateral, uma vez que a temporal superficial corre em direção cefálica.

Contribuição das diferentes artérias [10]

PDTA - 41%

MTA- 38%

ADTA- 21%

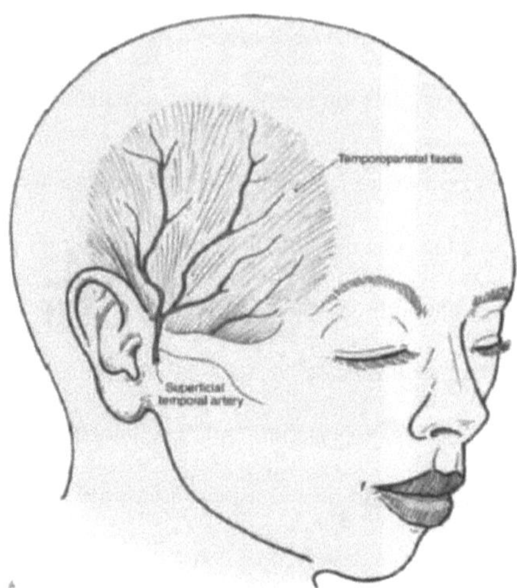

Quando o temporal superficial é normalmente sacrificado, eliminando a contribuição do MTA para a perfusão muscular, a preservação do fornecimento de sangue temporal profundo torna-se fundamental para o sucesso do retalho.

Quando se efectua a divisão coronal do temporal, esta deve ser feita num terço anterior e em dois terços posteriores para evitar comprometer a PDTA ou a ADTA.

A arborização arterial é maior nos aspectos medial e lateral do músculo, com menor densidade vascular no plano sagital médio. Por isso, é aconselhável uma espessura total para evitar comprometer o fornecimento medial.

A inervação provém dos nervos temporais profundos anterior e posterior, que são ramos da divisão anterior do ramo mandibular do nervo trigémeo. Os nervos correm junto à superfície infratemporal do crânio, rodam para cima sobre a crista infratemporal e apenas superficialmente às artérias correspondentes para entrar na superfície profunda do músculo. A elevação do retalho com o objetivo de preservar o fornecimento de sangue preserva a inervação.

É desenvolvido um retalho que inclui a fáscia temporal sobrejacente e o pericrânio subjacente, juntamente com fibras orientadas horizontalmente do músculo temporal.

É efectuada uma incisão hemicoronal ou pré-auricular, conforme necessário, até ao nível da fáscia temporal profunda. A dissecção neste plano é geralmente isenta de sangue. O plano é seguro até 1-2 cm acima do arco zigomático, onde se encontra o ramo temporal do nervo facial. Assim, a fáscia temporal profunda é incisada 1,5-2 cm acima do arco malar, onde se divide em duas camadas separadas por uma almofada de gordura. A dissecção é continuada subperiostealmente ao longo do arco zigomático e todo o músculo é exposto. O músculo é elevado do crânio através da divisão das suas origens fasciais acima da linha temporal. Deve ter-se o cuidado de evitar lesões do pedículo vascular na superfície profunda do músculo. A osteotomia ou a ressecção do arco pode ser efectuada para evitar a compressão do pedículo.

Pode ser necessária uma coronoidectomia intra-oral para mobilizar mais o músculo. É aberto um caminho subperiosteal para a transposição do músculo para o local recetor. O retalho é empurrado ou puxado para baixo na cavidade oral até à profundidade do arco zigomático. O músculo é espalhado para fora com a fáscia virada para a cavidade oral. O local doador é fechado em camadas.

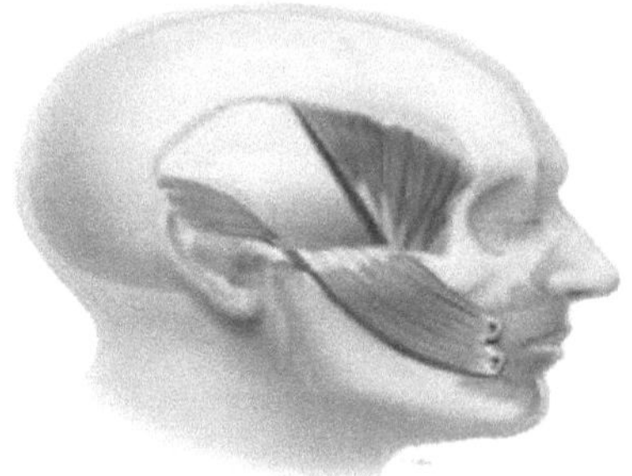

<u>VANTAGENS</u>

A proximidade com a região maxilofacial, a sua ligação ao processo coronoide e o seu fornecimento de sangue a partir da artéria maxilar interna através da superfície mais profunda do músculo ajudam a sua rotação para 1800 sem comprometer a viabilidade.

-    A sua natureza em forma de leque e a fáscia temporal profunda superficialmente aderente, que actua como proteção

 revestimento da cavidade oral sem enxerto de pele.

-    Fala e deglutição quase normais

-    Contorno facial normal

-    Movimento mandibular normal

-    Uma vez que a viabilidade do retalho é boa, a radioterapia pós-operatória pode ser efectuada precocemente.

-    Camuflagem da incisão na linha do cabelo

<u>DESVANTAGENS</u>

- Devido ao comprimento limitado do pedículo, não pode ser utilizado para a reconstrução da língua e da região mais central do pavimento da boca e da gengiva inferior.

- Perturbações sensoriais

- Potencial lesão do nervo facial

- Ligeira cavidade temporal

- Formação excessiva de tecido de granulação, o que provoca volume e dificuldade de mastigação e de fala nos primeiros meses.

<u>COMPLICAÇÕES</u>

- A necrose da fáscia temporal é frequente nos retalhos transpostos para a cavidade oral.

- Défice na função do ramo temporal/frontal do nervo facial.

<u>CONTRA-INDICAÇÕES</u>

- Se na ressecção do tumor a artéria maxilar interna for dividida.

- Se a radiação pode ter tornado o músculo fibrótico e menos elástico.

<u>PALAVRA PALATAL</u>

O retalho palatino mucoperiosteal de fase única oferece uma fonte fiável de tecido mole vascularizado regional que evita a necessidade de reabilitação protética do palato. É utilizado principalmente para lesões limitadas do trígono retromolar, do palato duro e do palato mole.

Em 1977, Gullane e Arena descreveram o retalho em ilha palatina total como uma alternativa versátil para a reconstrução oral. Originalmente foi descrito por Millard em 1962 como uma técnica de alongamento palatal em pacientes com fenda palatina. Foi associada a uma maior incidência de deformidade de crescimento da face média e má oclusão. No entanto, Gullane e Arena reconheceram o potencial deste retalho para a reconstrução de defeitos pós-ablativos na população adulta. Inicialmente, foi relatado para a reabilitação de defeitos do trígono retromolar, bochecha, palato duro e mole, fossa amigdalina, mas os relatórios expandiram a sua utilidade, transferindo toda a mucosa do palato duro com base num único feixe neurovascular.

ANATOMIA CIRÚRGICA [25, 26, 27, 59]

O palato duro é composto pelos ossos pré-maxila, maxila e palatino. A massa principal do palato duro é constituída pelo processo palatino da maxila e pela placa horizontal dos ossos palatinos. O forame palatino maior situa-se entre o osso palatino e a maxila. O forame palatino menor perfura o próprio osso palatino. A mucosa palatina é sublinhada por uma submucosa que está aderente ao periósteo. O periósteo está ligado ao osso do palato duro por fibras densas de Sharpey. Os músculos do palato mole incluem o palatofaríngeo, o palatoglosso, o elevador do palato e a úvula. Destes, o tensor do palato e o elevador do palato inserem-se na aponeurose. A passagem do tensor do palato em torno do hâmulo antes da inserção é de importância cirúrgica porque a fratura do hâmulo ipsilateral pode aumentar a laxidez do retalho.

O suprimento vascular para o palato é derivado principalmente da artéria palatina maior, que é derivada da artéria palatina descendente, um ramo da terceira divisão da artéria maxilar. A artéria palatina descendente nasce na fossa pterigopalatina e segue inferiormente até o forame palatino maior. Ao sair do forame, segue pela face lateral do palato duro até o canal incisivo. No canal incisivo, anastomosa-se com a artéria esfenopalatina que desce da cavidade nasal. O suprimento vascular adicional é obtido a partir de conexões com a artéria facial, lingual e faríngea ascendente.

O retalho palatino é um retalho axial baseado na artéria palatina maior. A ligação entre duas artérias palatinas maiores é denominada "macronet". Atravessa a linha média e permite que todo o retalho se baseie num único fornecimento da artéria palatina maior.

O suprimento nervoso segue de perto o suprimento sanguíneo. O gânglio pterigopalatino associado ao nervo maxilar dá ramos aos nervos palatino maior, palatino menor e nasopalatino. É possível efetuar um retalho sensitivo devido à grande contribuição do nervo palatino maior para a mucosa palatina.

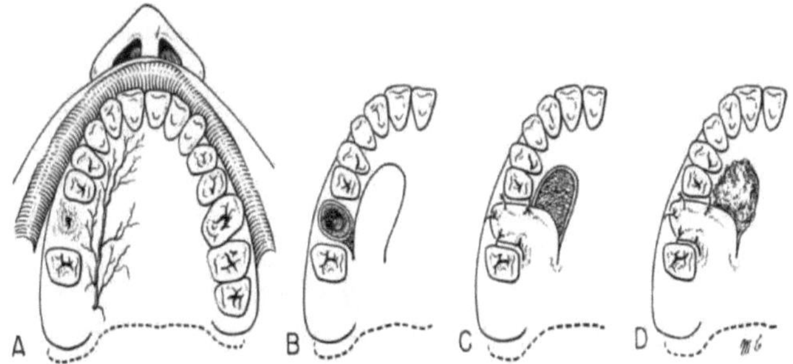

FIGURE 822. Closure of antro-oral fistula with teeth present by means of rotated palatal pedicle flap.

A, Diagram of palate with fistula and outlining course of anterior palatine artery.

B, Incision for palatal flap. Note the small wedge of tissue removed on the distolingual side of the fistula to allow for flap rotation. Fistulous opening is freshened.

C, Flap rotated and sutured into position. There is a troublesome bulge distally.

D, Palatal defect filled with surgical cement pack to permit painless healing.

Note: A palatal incision is made so that the palatine artery will be inside the pedicle flap, thus assuring a good blood supply from the base of the flap. We are not satisfied with our results using this technique, although others are.

TÉCNICA CIRÚRGICA

Aproximadamente 85% do tecido mole sobre o palato duro pode ser elevado no fornecimento arterial ipsilateral e rodado até 1800 para recobrir um defeito intra-oral. A capacidade de rodar o retalho a 1800 e de ser colocado na cavidade oral de cabeça para baixo permite uma disponibilidade de cerca de 3600 ao longo de todo o pedículo. O retalho utilizado pode ser de espessura total com o lado da mucosa para baixo ou um retalho de espessura parcial desepitelizado.

Este retalho fornece aproximadamente 10 cm2 de tecido. O forame palatino maior com o seu fornecimento vascular é identificado por palpação manual do palato. É efectuada uma incisão de espessura total lateral ao vaso, que pode estender-se até 1 mm antes da superfície palatina dos dentes. A incisão é efectuada anteriormente e pode estender-se até à mucosa palatina do incisivo central, se necessário. Se se pretender elevar todo o palato, efectua-se uma incisão semelhante no lado contralateral. Na junção do palato duro e do palato mole, deve ser assegurada uma sobreposição de 0,5 a 1 cm para evitar uma fístula nasopalatina. Uma vez elevado, o retalho é rodado e invertido para o seu lugar. Evitar a tensão no retalho, caso contrário a deiscência ou o comprometimento vascular podem levar à necrose do retalho.

Se for necessário aumentar a laxidez, fraturar o hâmulo ipsilateral. Se necessário, pode ser colocado um stent cirúrgico de plástico macio sobre o retalho, que pode ser removido em 7-10 dias. No pós-operatório, começar com líquidos claros e dieta regular após 3-4 dias.

A segunda fase da cirurgia de divisão do pedículo é necessária para pequenos defeitos laterais em que o pedículo atravessa o tecido palatino normal antes de atingir o local da reconstrução. Geralmente 3 semanas após a cirurgia.

<u>INDICAÇÕES</u>

- Fecho da fístula oroantral

- Reconstrução do palato mole e duro

- Defeitos da fossa tonsilar e do trígono retromolar

- Revestimento do sulco bucogengival

- Lesões do arco palatino

- Alongamento do palato

<u>VANTAGENS</u>

- Fonte local de tecido

- Aba forte com boa irrigação sanguínea

-Excelente mobilidade

-Comprimento e volume adequados

- Deficiência limitada da fala

- O local doador não requer qualquer tipo de reconstrução e pode ser deixado para uma cicatrização secundária

- Pode ser combinado com retalhos linguais em casos de grandes defeitos.

<u>DESVANTAGENS</u>

- É necessário um período relativamente prolongado de 2-3 meses para a epitelização da zona dadora.

- Não pode ser utilizado para defeitos muito grandes ou distantes.

<u>CONTRA-INDICAÇÕES</u>

- Não deve ser utilizada em idades inferiores a 5 anos, porque o maxilar não está adequadamente amadurecido e a rutura do periósteo sobrejacente pode causar restrição do crescimento da face média e subsequente má oclusão
- Os casos de rutura do pedículo vascular devido a cirurgia palatina anterior, radiação e ligadura da artéria maxilar interna e da artéria carótida externa são contra-indicados para o retalho palatino.

<u>PALA DA PROA</u>

Um dos primeiros retalhos axiais descritos, proporciona a maior área de pele dadora com a cor e textura correspondentes à pele facial. É geralmente considerado um dos retalhos cutâneos mais seguros.

PERSPECTIVA HISTÓRICA [10,28,29,61]

O retalho da testa utilizado na reconstrução nasal remonta a muito tempo atrás, em 800 a.C., quando foi mencionado nos escritos de Sushruta. Esta técnica de reconstrução nasal foi descoberta em 1794, 2500 anos mais tarde, com uma menção na "The Gentleman Magazine".

Em 1816, Joseph Carpue, também relatou dois pacientes de reconstrução nasal usando este retalho.

Em 1828, Delpech, descreveu a utilização de um tripé com a aba da testa rodada para o nariz.

Em 1842, Auvert descreveu um retalho de testa inclinado ou oblíquo.

Em 1935, Gillies utilizou uma aba para cima e para baixo.

Em 1942, Converse utilizou um retalho de escalpe. Afirmou que o retalho mediano da testa recebe o seu fornecimento de sangue das artérias supratrocleares emparelhadas. Segundo ele, a incisão paralela na testa deve terminar num ponto imediatamente acima do ângulo nasofrontal.

O artigo de Kazanjian mostra que as incisões do retalho nunca se estendem abaixo das sobrancelhas.

Mangloid e colaboradores postularam um retalho mediano da testa baseado na artéria nasal dorsal.

ANATOMIA CIRÚRGICA

A unidade da testa é limitada superiormente pelas linhas de junção da porção frontal do couro cabeludo, lateralmente pela região temporal do couro cabeludo e pelas têmporas e inferiormente pelas sobrancelhas e pela glabela. Os principais músculos são os dois ventres do músculo frontal, de forma quadrilateral, com fibras orientadas verticalmente, cobertos por uma fina camada de tecido adiposo subcutâneo e unidos sobre a raiz do nariz. A fáscia abaixo do músculo é inelástica e aderente, limitando assim a mobilidade do complexo pele-fáscia-músculo. Na linha média, a rafe galeal limita a mobilidade.

O suprimento arterial para a região é feito pelos ramos frontal e zigomático da artéria temporal superficial lateralmente e pelos ramos supratroclear e supraorbital da artéria oftálmica e alguns ramos da artéria carótida interna. A artéria temporal superficial situa-se no plano superficial mesmo em frente do tragus. Todas estas artérias fazem anastomose em toda a sua extensão. A artéria temporal superficial ascende superficialmente ao arco malar e divide-se em artéria temporal superficial anterior (ASTB) e medialmente em artéria temporal superficial posterior anterior (APSB), que depois passa verticalmente.

A artéria supratroclear situa-se superficialmente 1 cm medial ao canto interno do olho e a supraorbital é palpável na junção dos dois terços laterais da crista supraorbital arredondada com o terço medial pontiagudo. O fornecimento motor é efectuado pelo ramo temporal do nervo facial, que inerva através do componente fascial fibroso inframuscular.

Os nervos sensoriais são os nervos supratroclear e supraorbital. A laxidez e a mobilidade dos tecidos são um fator crucial durante a elevação do retalho. Os doentes mais jovens apresentam uma menor laxidez dos tecidos. A espessura dérmica que contém a concentração de glândulas sebáceas aumenta desde a linha do cabelo até à região da sobrancelha.

<u>DESENHO DA ABA</u>

Um retalho de 25 cm de comprimento com um pedículo estreito de 2 cm é o tamanho adequado de retalho necessário num adulto médio. O pedículo baseia-se imediatamente antes do tragus, contendo a artéria temporal superficial, os seus ramos e as veias que a acompanham. Se a artéria temporal superficial já tiver sido sacrificada, é necessário um retalho de McGregor de base larga. Para a reconstrução intra-oral, são normalmente escolhidos três tipos de retalhos

Em forma de borboleta para reparação da língua posterior, ajudando na mobilidade e a outra asa fecha o defeito da bochecha. Retalho de fita estreita para cobrir defeitos centrais e alveolares. Design em forma de escudo em casos de glossectomia total.

TÉCNICA OPERATÓRIA [28,29,30,60]

O retalho completo contém músculo na sua zona proximal e pele, músculo e fáscia na sua zona distal. É delineado um pedículo muscular com base na artéria temporal superficial. A espessura total da pele é incisada em torno do padrão invertido do defeito e o descolamento é efectuado lateralmente.

A dissecção superficial é efectuada na camada subcutânea. O pedículo muscular é então preparado através de uma incisão no músculo frontal com duas incisões horizontais paralelas de 4 cm de comprimento a uma distância de 2-3 cm. A artéria situa-se superficialmente à aponeurose epicraniana. Evitar levantar o periósteo do osso frontal. O retalho é avançado e rodado medialmente para baixo. A zona dadora deve ser reparada com uma folha de pele retirada por dermátomo e suturada no local com um penso de espuma. Para a reconstrução intra-oral, o retalho levantado é introduzido através de uma incisão cutânea transversal 1,5 cm abaixo do arco zigomático com dissecção romba, evitando lesões no ramo do nervo facial e no ducto parotídeo. Outra técnica é a introdução na cavidade oral profundamente ao arco zigomático. O processo coronoide da mandíbula é dividido e passado para cima.

As diferentes variações do pedículo do retalho podem ser [10]

- Pedículo raspado ou desepitelização do pedículo e enterramento permanente no túnel sob a pele.

- Retalho em ilha - Após definir o trajeto do ASTB, utiliza-se 1 cm de pedículo de vasos e tecido subcutâneo de comprimento suficiente para transportar o retalho através de um túnel subcutâneo entre a base do pedículo e o bordo do defeito.

• Retalho revestido - Duas semanas antes da elevação do retalho, este pode ser revestido por um enxerto de espessura parcial montado num stent, que é inserido através de uma incisão na linha do cabelo.

• Aba dividida - Para cobrir dois defeitos separados.

• Dobra axial - O método mais seguro de dobragem em que a dobragem é efectuada no eixo dos vasos.

• Prega contra-axial - Fornece revestimento e cobertura, mas a prega é efectuada através de 1800, causando uma angulação aguda dos vasos. Esta angulação pode ser evitada se a dobragem for efectuada primeiro e depois adiada por 14 dias.

• Retalho combinado central e lateral - utilizado nos casos em que duas unidades cosméticas separadas requerem uma reconstrução simultânea, é utilizado um retalho lateral de pedículo estreito síncrono e um retalho central. O retalho lateral é baseado no ASTB, que fornece pele à bochecha e ao lábio e proporciona uma plataforma adequada para a reconstrução do nariz através do retalho central da testa. Uma área do retalho da bochecha é desepitelizada para fornecer uma base para a reconstrução do nariz. Assim, o nariz e a bochecha são reconstruídos a partir de unidades diferentes.

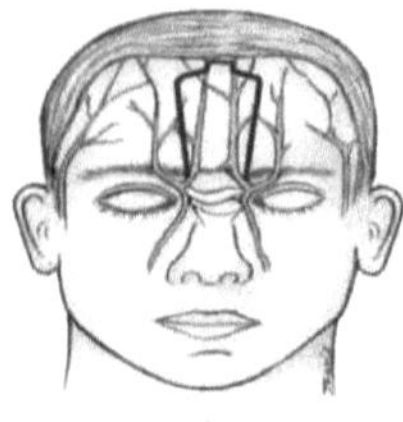

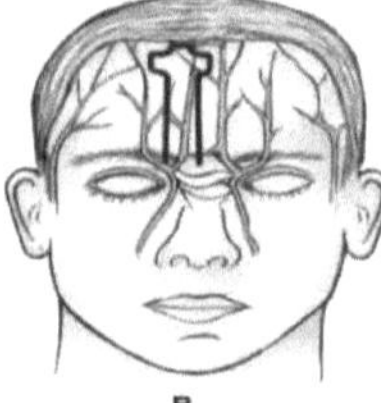

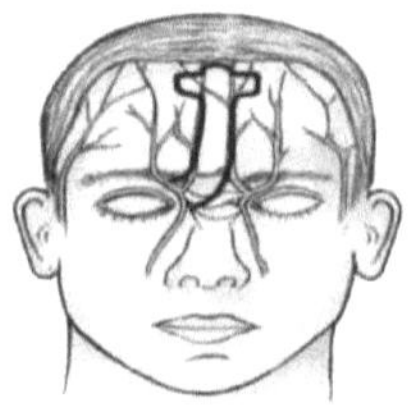

INDICAÇÕES

É utilizado para a reconstrução do lado ipsilateral.

- Reconstrução de defeitos nasais

- Defeitos intra-orais da língua posterior, pavimento da boca, defeitos alveolares, defeitos das bochechas e do lábio superior e inferior.

- Cobertura da artéria carótida na parte superior do pescoço.

- Reconstrução do esófago cervical e da região malar.

VANTAGENS

- Imediato, numa só fase e fácil de executar

- Baixa taxa de morbilidade e rápida restauração estética.

- Correspondência satisfatória de cor e textura.

- Devido ao feixe lateral intacto, tem potencial para transportar alguma inervação sensorial.

- A zona dadora resultante é discreta, especialmente em pessoas idosas.

DESVANTAGENS

- A testa lisa resultante da falta de expressão.

- Trismo devido à falta de elasticidade do retalho utilizado para a reparação de defeitos de espessura total da bochecha.

- Perda de volume da bochecha devido à relativa falta de gordura subcutânea da pele da testa.

RETALHO MIOCUTÂNEO DO PLATISMA

Um retalho pediculado de padrão axial fiável capaz de proporcionar uma excelente reconstrução numa só fase.

ANATOMIA CIRÚRGICA [10, 31,62]

O músculo platisma é um músculo plano, fino, de forma quadrangular e orientado obliquamente, que se encontra na fáscia superficial do pescoço. O músculo origina-se na fáscia superficial dos músculos peitorais e deltóides, percorrendo obliquamente a clavícula até à sua inserção no canto da boca e na parte inferior da bochecha. A camada superficial da fáscia cervical profunda é imediatamente profunda ao platisma. As fibras do platisma interdigitam com os músculos angulares e depressores do lábio e do queixo. As fibras anteriores fazem uma decussação sobre o queixo com o platisma contralateral. Devido à contração do músculo, este é puxado para o canto da boca inferiormente e lateralmente, contribuindo parcialmente para a abertura da boca.

O fornecimento arterial provém de ramos da subclávia e da carótida externa. A fáscia intermuscular e superficial serve de suporte para os vasos que vão para a pele. O ramo submental da artéria facial fornece suprimento sanguíneo superiormente. Inferiormente, o fornecimento é efectuado pelo ramo da artéria cervical transversa. As artérias occipital e auricular posterior irrigam a região posterior. A artéria tiroideia superior fornece sangue anteriormente. As perfurantes fasciocutâneas arteriais do músculo irrigam a pele sobrejacente. Devido à posição protegida da artéria segmentar sob a mandíbula e às numerosas anastomoses com as artérias lingual ipsilateral e contralateral, labial inferior e tiroide superior, a artéria submental é uma fonte fiável de fluxo sanguíneo para o platisma.

A drenagem venosa é efectuada pela veia jugular externa na extremidade posterior. As veias jugulares anteriores, as veias submentonianas e as veias comunicantes anteriores também contribuem para a drenagem venosa. A inervação é efectuada pelo ramo cervical do nervo facial. Os seus ramos entram no músculo na superfície profunda, no intervalo entre o ângulo da mandíbula e o esternocleidomastoideu. O ramo cervical deve ser mantido para fornecer retalho inervado para reanimação facial. O nervo mandibular marginal é encontrado profundamente ao platisma, geralmente na borda inferior da mandíbula ou próximo a ela.

TÉCNICA CIRÚRGICA

Estão disponíveis três modelos potenciais de retalho platisma[10] , com base na fonte de fornecimento de sangue

- Retalho de base superior com fornecimento arterial do ramo submental da artéria facial utilizado para defeitos orais anteriores, incluindo o pavimento da boca, a mucosa labial e o rebordo alveolar e porções do queixo e do lábio.

• Retalho de base posterior com fornecimento arterial da artéria occipital e auricular posterior utilizado para defeitos da mucosa oral posterior ou do rebordo e defeitos que envolvam o terço inferior da face.

• O retalho de base inferior com suprimento arterial da artéria cervical transversa não tem aplicação na reconstrução oro-facial.

RETALHO DE BASE POSTERIOR [33]

Recebe o seu suprimento sanguíneo axial principalmente do ramo da artéria occipital, que está localizado dentro da fáscia na borda anterior do estremocleidomastóideo. Os colaterais da tiroide superior e do auricular posterior também podem contribuir. A drenagem é feita através da veia jugular externa, pelo que deve ser preservada para minimizar a sobrevivência do retalho. O ramo cervical do facial é difícil de preservar. O arco de rotação é adequado para a reconstrução do lábio inferior, do pavimento da boca, da língua ventral e do terço inferior da face.

TÉCNICA CIRÚRGICA [10,32,33,64]

Hiperextender o pescoço e marcar a pá de pele na área submental ipsilateral, aproximando-a do tamanho do defeito. O eixo longo da pá deve ser perpendicular às fibras musculares. A pá de pele não deve atravessar a linha média para evitar a perda de pele na parte distal do retalho. A pá delineada é incisada deixando o platisma intacto. É efectuada uma incisão horizontal única, que se estende posteriormente a partir da pá de pele já incisada, através da pele e da gordura subcutânea até ao nível do platisma, sem danificar o músculo. Inicialmente, a dissecção prossegue para cima com a elevação do retalho cutâneo superior no plano supraplatismal até ao bordo inferior da mandíbula. Da mesma forma, eleva-se o retalho inferior. Agora todo o platisma e a borda anterior do esternocleidomastóideo devem ser vistos e o retalho cutâneo deve ser circundado por pelo menos 1 cm de músculo platisma circunferencialmente. Manter o pedículo com uma largura de, pelo menos, 3-4 cm na direção supero-inferior para proporcionar perfurantes arteriais adequados.

Uma vez exposto, a mobilização do retalho pode ser efectuada. O platisma é transeccionado superiormente em todo o seu comprimento ântero-posterior, imediatamente abaixo e paralelo ao bordo inferior da mandíbula. Transeccionar inferiormente também horizontalmente paralelo à incisão superior, mantendo pelo menos 3-4 cm de largura do pedículo. Anteriormente, qualquer tecido remanescente é excisado. Posteriormente, o retalho é pediculado na fáscia associada ao esternocleidomastóideo, onde estão presentes os vasos. Após a mobilização completa do retalho, este pode ser rodado no defeito através do túnel subcutâneo. A zona dadora é fechada em camadas e o triângulo de rebentação formado na linha média deve ser revisto.

RETALHO DE BASE SUPERIOR

O fornecimento de sangue provém principalmente do ramo submental da artéria facial na ou perto da borda inferior da mandíbula e a drenagem venosa da veia submental. A artéria submental faz anastomose com as artérias lingual ipsilateral e contralateral, labial inferior e tiróidea superior.

TÉCNICA CIRÚRGICA

Hiperextender o pescoço e delinear a palheta cutânea caudal ao bordo inferior da mandíbula. Inicia-se uma incisão superior e procede-se à dissecção superior ao platisma, no sentido cefálico, até ao bordo inferior da mandíbula. A incisão cutânea é efectuada no membro inferior da pá cutânea, seguida de um plano de dissecção subplatismal. Transeccionar o platisma verticalmente, anterior e posteriormente. Rodar o retalho para o local desejado, evitando torções ou tração excessiva.

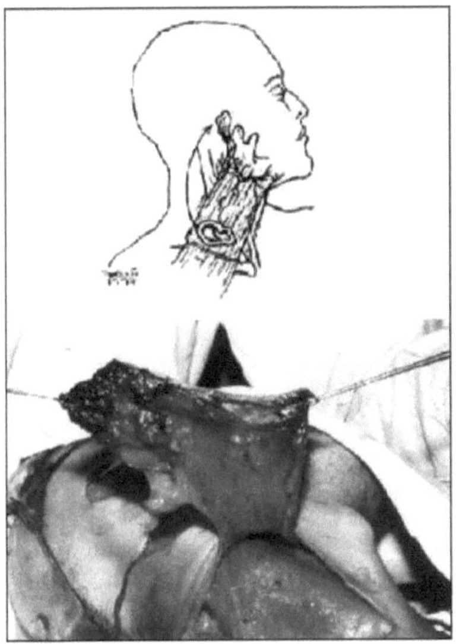

<u>VANTAGENS</u>

• O retalho pode ser levantado com o nervo sensorial ou pode ser dividido e reanastomosado para proporcionar sensação na reconstrução labial.

• Um retalho muscular inervado pode fornecer o tónus motor ao esfíncter oral e um retalho desepitelizado pode ser enterrado para fornecer volume subcutâneo

<u>DESVANTAGENS</u>

- Não pode ser efectuada em doentes que tenham sido submetidos a esvaziamento cervical ou a pescoço irradiado. Se for efectuada, as taxas de complicações aumentam porque o padrão axial original transforma-se agora numa vascularização de tipo aleatório.
- A exposição alargada do músculo é importante para medir e avaliar o arco de rotação nos defeitos cirúrgicos.

<u>COMPLICAÇÕES</u>

- Perda ocasional do décimo primeiro nervo e alguma assimetria do lábio inferior.

<u>RETALHO AURICULOMASTOIDEU</u>

Retalho fasciocutâneo de tecido mole, fino e flexível, concebido como uma ilha de pele da zona auricular posterior e da mastoide.

<u>PERSPECTIVA HISTÓRICA</u>

O retalho cutâneo pós-auricular tubular baseado nos vasos temporais superficiais foi introduzido pela primeira vez por Lyons Hunt em 1926 para a reconstrução da bochecha, do couro cabeludo e da pálpebra superior e inferior.

O ramo posterior ipsilateral da artéria e veia temporais superficiais foi utilizado para o desenho do retalho auricular posterior por Crikelair, Guyuron & Washio.

O retalho de Washio incluía parte do ramo anterior da artéria temporal superficial.

Orticochea utilizou um retalho pós-auricular baseado no ramo ipsilateral da artéria temporal superficial.

Galvão relatou um retalho pós-auricular tardio baseado nos vasos temporais superficiais contralaterais.

Todos estes retalhos foram efectuados em duas fases.

Mas o retalho fascial insular ipsilateral em arco longo, pediculado pela fáscia parietotemporal e baseado em

A artéria parietal, occipital e pós-auricular foi um procedimento subcutâneo de fase única.

O retalho de Guyuron tinha apenas pele pós-auricular pediculada em couro cabeludo e fáscia triangulares desepitelizados com um arco de comprimento relativamente curto. O defeito do dador é fechado com enxerto de pele de espessura parcial.

A pele pode ser alargada até à porção subfolicular para aplicação intra-oral.

<u>ANATOMIA CIRÚRGICA</u>

O longo eixo do retalho fasciocutâneo em ilha ipsilateral, pediculado pela fáscia parietotemporal, baseia-se no ramo parietal da artéria superficial, na artéria occipital e na artéria pós-auricular. Marty et al. relataram a anastomose entre o ramo parietal da artéria superficial e a artéria auricular posterior na região temporopostauricular, anatomose entre a artéria occipital e a artéria postauricular na área occipitopostauricular.

Com base no padrão de anastomose do vaso, podem ser concebidos três tipos de retalho AMFC.

- Um retalho AMFC ipsilateral em arco curto pediculado pela fáscia parietotemporal e baseado no ramo parietal da artéria temporal superficial e pós-auricular.

- Um retalho em ilha do CEMF ipsilateral, em arco longo, pediculado pela fáscia temporoparietal e baseado no ramo parietal da artéria temporal superficial, na artéria occipital e na artéria pós-auricular.

• Um retalho em ilha do AMFC contralateral, em arco longo, pediculado pela fáscia parietotemporal e baseado nos ramos parietais contralaterais da artéria superficial, da artéria occipital e da artéria pós-auricular.

<u>INDICAÇÕES</u>

Reconstrução de

• Bochecha

• Pavimento da boca

• Espessura total do filtrum e do espinho

• Paladar

• Alvéolo posterior

• Espessura total da comissura oral

<u>TÉCNICA CIRÚRGICA</u>

O retalho é concebido como uma ilha da área pós-auricular e da área da mastoide, com a pele pediculada pela fáscia parietotemporal e com base nos vasos temporais superficiais do mesmo lado do defeito. É efectuada uma incisão hemicoronal oblíqua com cerca de 10 cm de comprimento e a dissecção é feita no plano subfolicular, expondo a artéria e a veia temporais superficiais.

O pedículo da fáscia parietotemporal inclui o ramo parietal da artéria superficial, os ramos dos vasos occipitais e os vasos pós-auriculares. A fáscia é separada do músculo temporal subjacente e estendida para as áreas parietal, occipital e pós-uriculomastóideo.

O arco da fáscia é limitado de acordo com o comprimento do pedículo desejado. A pele projectada é colhida e ligada à fáscia. A incisão oblíqua deve ser efectuada cuidadosamente para evitar lesões nos vasos de alimentação, que passam obliquamente a 6 cm da margem superior da orelha. Com uma largura de corte posterior da fáscia de 4,5 cm e uma base do pedículo de 3 cm, qualquer defeito facial do lado ipsilateral pode ser corrigido. O retalho é tunelizado sobre o zigoma através de uma dissecção romba sem transecção do arco.

<u>VANTAGENS</u>

- Fina e flexível, é muito confortável para o utilizador de próteses dentárias.

- Defeitos do dador fechados diretamente

- Sem deformidade, disfunção ou desconforto do ouvido

- Desenvolvimento da sensibilidade, devido à inervação do nervo trigémeo

- Cor e textura da pele semelhantes às do rosto

- O arco longo do pedículo permite o encerramento de qualquer defeito orofacial sem transecção da arcada.

<u>DESVANTAGENS</u>

- Limitação da dimensão

- É necessária uma dissecção cuidadosa e meticulosa da fáscia.

<u>COMPLICAÇÕES</u>

* Deiscência do retalho

* Desepitelização do retalho

* Necrose do retalho.

<u>RETALHO MUSCULOCUTÂNEO ESTERNOCLEIDOMASTOIDEU</u>

O retalho miocutâneo esternocleidomastóideo (ECM) parece ser simples de utilizar e uma ferramenta importante na reconstrução da cabeça e do pescoço, de acordo com o estado nodal do pescoço e o tipo de esvaziamento cervical planeado.

<u>PERSPECTIVA HISTÓRICA</u> [35, 65]

O retalho do músculo ECM foi descrito pela primeira vez por Jianu em 1908 para utilização na reanimação facial em doentes com paralisia facial.

Ross & Klenzer afirmaram que este retalho estava disponível para casos com envolvimento linfonodal limitado (N0 - N1).

Charles et al. relataram o uso do retalho miocutâneo do ECM em pacientes com pescoço clinicamente negativo.

Kriener et al efectuaram uma análise anatómica das artérias que irrigam o SCM

Little Word referiu que o fornecimento de sangue aos músculos ECM provém das artérias pós-auriculares e occipitais.

Alvi & Stegnjajic referiram que o retalho miofascial do músculo ECM, em vez do retalho miocutâneo, deve ser utilizado para a reconstrução da cabeça e do pescoço.

Charles et al. afirmaram que o aumento do suprimento sanguíneo com a preservação do platisma aumentou a aplicação do retalho miocutâneo do ECM e também mostrou diminuição na incidência de necrose ou esfacelo superficial.

Larson & Goepfert queixaram-se do volume do retalho. Para o compensar, foi aconselhada a utilização de apenas uma cabeça de músculo, de preferência a clavicular.

ANATOMIA CIRÚRGICA

O ECM é um músculo redondo com dois fascículos tendinosos que partem do esterno e do terço medial da clavícula, atravessando obliquamente o lado do pescoço e inserindo-se na superfície lateral da mastoide.

O SCM é um retalho de padrão aleatório sem distribuição axial dos vasos. O fornecimento de sangue a este músculo provém principalmente de três fontes, que entram no músculo em diferentes locais como vasos nutrientes, circulam dentro do músculo e fornecem ramos musculocutâneos à pele sobrejacente.

A porção superior do músculo é suprida por um ramo da artéria occipital que entra no músculo logo abaixo da mastoide.

A porção média é suprida pela artéria tiroideia superior e por vasos mais pequenos dos músculos adjacentes.

Inferiormente, é irrigado por um ramo da artéria supraescapular, embora anteriormente tenha sido referido que era irrigado por um ramo do tronco tirocervical

O retalho pode ser concebido com um pedículo de pele ligado a uma extremidade, superior ou inferior, do músculo ECM, que é depois utilizado para transportar a pele. A base do pedículo, superior ou inferior, depende da facilidade com que o retalho pode ser transportado para o defeito.

Pode ser planeado um retalho de pele de aproximadamente 6x8 cm, sobrepondo-se ao músculo, normalmente acima da clavícula e não mais de 2 cm abaixo, com uma largura igual ou inferior à do músculo. A divisão do músculo deve ser efectuada porque a artéria occipital é o principal fornecimento de sangue, limitando assim a utilidade do retalho.

Língua e pavimento da boca

A ressecção de lesões na parte anterior ou lateral do pavimento da boca que resultem em defeitos de tamanho moderado pode ser encerrada com um retalho miocutâneo do ECM com uma única pá de pele baseada na porção inferior do SCM transportada no fornecimento de sangue superiormente. Para defeitos maiores, podem ser necessários dois retalhos do ECM.

Fossa tonsilar e pavimento posterior da boca

Esta área é mais adequada para a reconstrução com um retalho do músculo ECM de base inferior que pode ser rodado no seu eixo longitudinal e passado por baixo da mandíbula para uma abordagem direta à área. Neste caso, o retalho de base superior pode originar uma massa volumosa sob a mandíbula devido ao facto de o músculo se dobrar sobre si próprio para alcançar a área amigdalina.

Bochecha

Os defeitos grandes que atravessam e atravessam a bochecha podem ser reconstruídos com um retalho grande do músculo ECM com base superior para o revestimento interno. O revestimento exterior pode ser efectuado através de enxerto de pele ou de qualquer outra opção musculocutânea.

TÉCNICA CIRÚRGICA

A pá de pele é delineada de acordo com o desenho na extremidade superior ou inferior e é fixada até ao músculo. Não se deve fazer tração na pá de pele porque esta tem ligações frouxas com o músculo subjacente e contém vasos areolares e musculocutâneos interpostos que podem ser danificados.

A fáscia é incisada ao longo dos bordos anterior e posterior do ventre do músculo ECM e a dissecção é efectuada até o músculo ser elevado da metade mais profunda da fáscia cervical dividida. O comprimento da dissecção depende do local e da distância do local da cirurgia.

Deve ter-se o cuidado de evitar danos no nervo acessório espinal. Se for necessário cortar o nervo para elevar o músculo o suficiente para alcançar o arco inframastóideo, o ramo para o ECM deve ser cortado e o tronco principal deve ser preservado.

Depois de dissecar suficientemente o retalho, passá-lo por baixo da mandíbula para chegar ao local da cirurgia, com tensão na porção muscular através da sutura das porções mais profundas da margem da ferida ao pedículo muscular. Isto permite que o retalho cutâneo seja suturado à margem da mucosa sem tensão. O local doador é fechado primariamente.

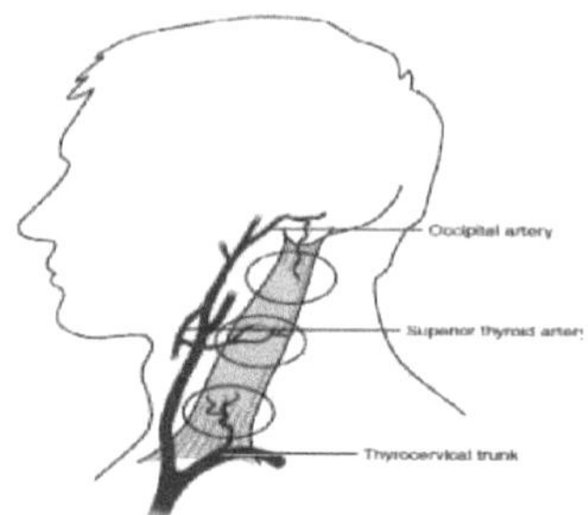

FIGURE 38-17   Blood to the sternocleidomastoid muscle is supplied through three ar...

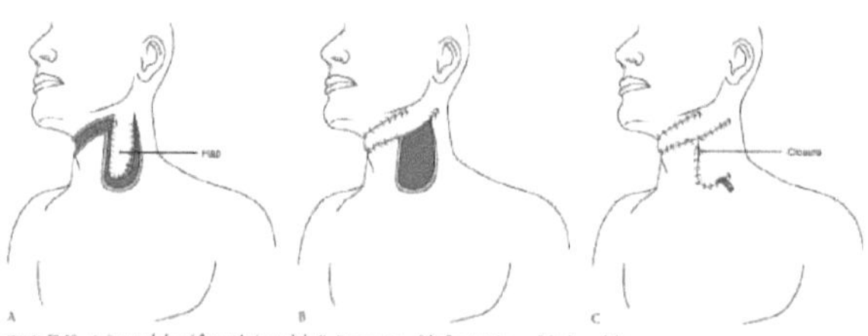

FIGURE 38-18   A. Superiorly based flap with skin pedicle. B. Transposition of the flap. C. Closure of the donor defect.

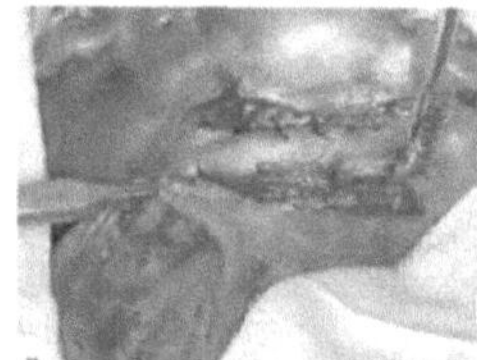

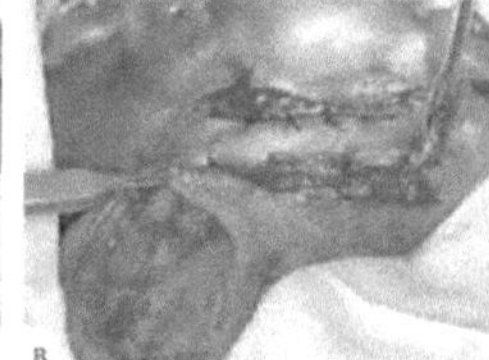

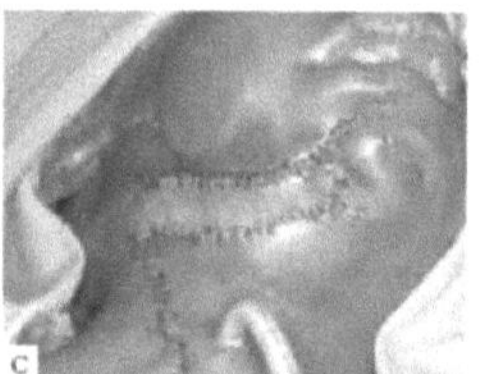

<u>INDICAÇÕES</u>

- Reconstrução da língua

- Pavimento da boca

- Fossa tonsilar

- Bochecha

- Gengiva mandibular

- Defeitos faringoesofágicos

- Mucosa bucal

VANTAGENS

- Utiliza tecido local para a reconstrução numa fase de defeitos orofaríngeos de tamanho moderado com a zona dadora fechada, principalmente sem utilização de enxerto de pele.

- Pode ser utilizado em doentes com radiação prévia se não houver sinais de fibrose ou endurecimento por radiação.

- SCM suficiente para cobrir a mandíbula.

DESVANTAGENS

- Os vasos sanguíneos musculocutâneos são muito delicados e podem ser danificados, pelo que a sobrevivência da pá da pele está em risco.

- A isquémia manifesta-se por congestão venosa precoce, equimoses e bolhas na pele.

- Conceção e aplicação limitadas em doentes com cancro intra-oral, especialmente se forem irradiados

- O fator limitante do seu arco de rotação é o décimo primeiro nervo que o inerva.

A aplicação do SCM não ganhou popularidade porque

1. Possível violação dos princípios oncológicos devido à sua proximidade da cadeia linfonodal jugular.

2. Fiabilidade questionável do fornecimento de sangue adequado.

3. Possíveis efeitos prejudiciais da radioterapia na viabilidade do retalho.

RECONSTRUÇÃO DOS LÁBIOS

A maioria dos defeitos do lábio inferior são melhor reconstruídos com retalhos locais, que têm músculos inervados e boa correspondência de cor. Este princípio foi dado por Bernard e Malgaigne em 1877, que afirmaram que "os esfíncteres orais devem ser reconstruídos utilizando retalhos miocutâneos com fornecimento de sangue e nervos incorporados nas suas bases".

Os defeitos do lábio inferior podem ser devidos a traumatismos, infecções, deformidades congénitas, mas a grande maioria deve-se à ablação de tumores.

Os defeitos de espessura total com menos de 1/3 do comprimento do lábio inferior podem ser reconstruídos por encerramento primário, mas são apresentados vários procedimentos de retalho para permitir a reconstrução de defeitos maiores.

Objectivos básicos:

- Competência oral suficiente

- Função muscular

- Sensação

- Abertura oral

Os lábios são estruturas flexíveis e móveis do rosto. São formados por uma camada muscular coberta externamente por pele e internamente por uma mucosa húmida e uma submucosa.

O vermelhão constitui a transição entre a mucosa húmida e a pele exterior.

O lábio, para além de formar uma barreira entre a região intra-oral e extra-oral, é também importante para a continência oral, a alimentação, a comunicação e o acesso oral.

Para um bom funcionamento, as sensações labiais, a força muscular e a integridade da cortina labial são essenciais.

A postura do lábio inferior é controlada por depressores, retractores e evertors do lábio inferior e do ângulo bucal.

O músculo orbicularis oris é o principal antagonista do músculo depressor labii inferioris, do músculo depressor anguli oris e do músculo mentalis, responsável pela ação esfincteriana. As suas fibras decussam na linha média e nas comissuras. Contém principalmente 2 tipos de fibras - pars peripheralis e pars marginalis.

A pars marginalis desenvolve-se de forma única nos lábios humanos e consiste normalmente numa banda simples ou dupla de fibras musculares de diâmetro estreito alojadas nos tecidos da margem vermelha do lábio.

A pars peripheralis, sendo maior, assemelha-se a um leque com haste no modíolo e aberta no segmento periférico, com as fibras inferiores a ligarem-se ao sulco mentolabial.

O fornecimento motor é efectuado pelo nervo facial, enquanto o fornecimento sensorial é efectuado pelo nervo mental. O suprimento sanguíneo é feito pelo ramo mental da artéria alveolar inferior com vasos musculocutâneos que alcançam a derme por pequenas perfurações e pela artéria labial que corre perto do revestimento da mucosa. Também possui um suprimento devido às suas anastomoses com os vasos submentais e alveolares inferiores.

Com a excisão do lábio inferior como parte de um tumor T1 ou T2, a pars marginalis do orbicularis oris é excisada, mas as fibras mais baixas da pars peripheralis do orbicularis oris permanecem ligadas ao sulco mentolabial.

Algumas das diferentes técnicas utilizadas para a reconstrução dos lábios são:

RETALHO DE AVANÇO MENTAL EM ILHA V-Y NOS LÁBIOS INFERIORES [41]

Esta técnica permite a transferência de um retalho miocutâneo com base no feixe neurovascular mental e nos ramos da artéria facial. Esta técnica foi introduzida por Bayramicili et al em 1997.

TÉCNICA CIRÚRGICA

O retalho é concebido com base no tamanho do defeito, quer seja unilateral ou bilateral. Em primeiro lugar, o forame mental é marcado na pele.

O retalho é concebido como um triângulo com o vértice direcionado inferiormente, incorporando o nervo mental, e a base do triângulo, situada abaixo do bordo da mandíbula, encosta-se ao bordo inferior da excisão.

A pele é incisada até aos tecidos subdérmicos, conforme planeado, e o retalho é elevado do osso numa direção medial para lateral, após aprofundar a incisão medial até ao periósteo. O feixe neurovascular mental deve ser protegido durante todo este processo.

A fixação do músculo depressor é separada do osso durante a elevação no ápice, depois dissecada superiormente na borda lateral, preservando o orbicularis oris e o depressor anguli oris.

Agora, o retalho elevado pode ser avançado superomedialmente e o músculo e a pele são suturados separadamente como camadas em forma de "Y".

Para a cobertura da mucosa, são utilizados retalhos locais da mucosa.

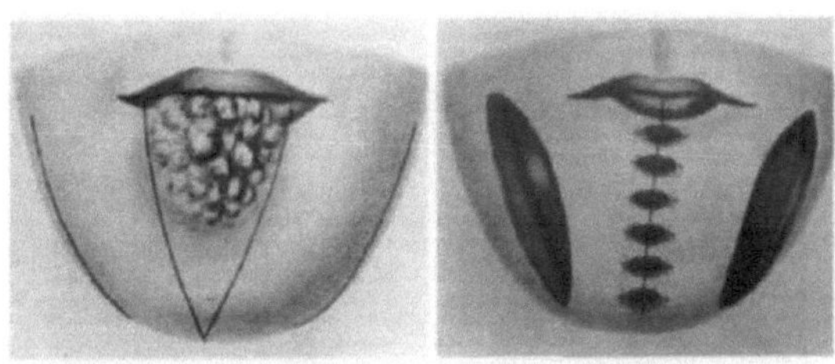

Figure 19-1 Method of reconstruction of lower lip as described by Celsus in the first century AD. Releasing cheek incisions used to achieve closure of lip defect following resection of neoplasm.

<u>VANTAGENS</u>

- Inervação do retalho completamente preservada

- Xerostomia pós-operatória (como na técnica de Karapandzic) evitada

- As incisões proporcionam um resultado estético favorável

- A função do lábio reconstruído é visível

<u>TÉCNICA DA ESCADA PARA O TRATAMENTO DO CANCRO DO LÁBIO INFERIOR</u> [42]

A técnica da escada para o encerramento de defeitos de espessura total do lábio inferior, tal como descrita por Johnson et al, baseia-se no retalho de avanço. A reconstrução da parte ressecada é efectuada com um avanço lateral a partir das partes laterais do lábio e do mento num padrão gradual.

Se o defeito for central, são necessários retalhos bilaterais simétricos. Se o defeito for paramediano e superior a 2 cm - -- então utiliza-se o tipo assimétrico

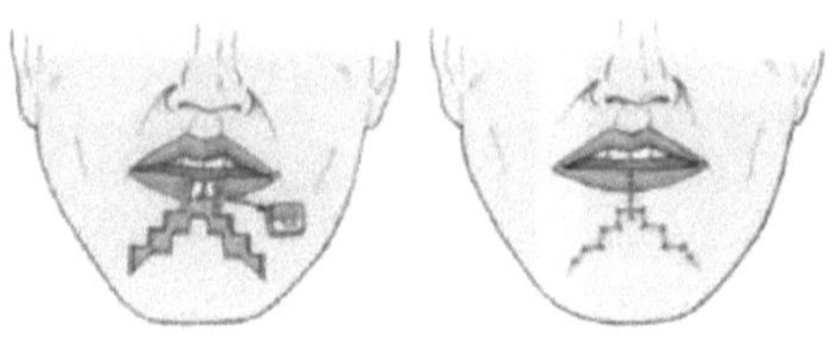

Figure 19-27 A. Rectangular-shaped excision of central lower lip. Full-thickness opposing bilateral stair-step advancement flaps used for reconstruction. B. Wound closure has stair-step configuration. (From Renner G. Reconstruction of the lip. In Baker SR, Swanson, NA (eds) Local Flaps in Facial Reconstruction, St. Louis, Mosby, 1995, p 366, Fig 25, with permission.)

TÉCNICA CIRÚRGICA:

A incisão é feita a partir da margem inferior do defeito e é estendida idealmente paralela ao bordo do vermelhão.

O comprimento da incisão é inferior em alguns mm ao comprimento do defeito se for preparado apenas um retalho e deve ser dividido entre os dois lados se forem utilizados retalhos bilaterais.

Prolongar uma incisão vertical de 8-10 mm a partir da parte lateral da incisão horizontal em direção ao queixo. A partir daí, outra incisão horizontal de 3 mm ou menos do que o passo anterior. São normalmente necessários 2-3 passos para fechar o defeito.

A incisão termina num triângulo de escavação com um vértice localizado inferiormente e uma base a cerca de 2/3 da última incisão horizontal.

Os triângulos da toca são então excisados num plano superficial à camada muscular, que é deixada intacta. Em seguida, os rectângulos abaixo dos degraus devem ser removidos.

De acordo com Johnson et al, os rectângulos são excisados em toda a espessura dos lábios, enquanto que, de acordo com outros autores, como Dado e Angelets, apenas a pele e o tecido subcutâneo são excisados.

Na última fase, os retalhos são avançados e aproximados através de um fecho em camadas.

ALMOFADA DE GORDURA BUCAL

A almofada de gordura bucal tem sido utilizada como retalho, com e sem enxerto de pele, para fechar fístulas e outros defeitos na cavidade oral.

PERSPECTIVA HISTÓRICA

A BFP foi descrita pela primeira vez por Bichat em 1802, sendo por isso vulgarmente designada por Boule de Bichat.

Foi mencionada pela primeira vez por Hiester em 1732.

Scammon foi o primeiro a descrever a anatomia da BFP, seguido por Goughran

Egyedi foi o primeiro a relatar a utilização do BFP para a reconstrução oral

Em 1988, Vuillemin et al utilizaram o BFP como retalho pediculado para cobrir enxertos ósseos das costelas e da crista ilíaca. O retalho isolou o enxerto e proporcionou outro leito recetor. Ho relatou o uso bem-sucedido do BFP na reconstrução de defeitos do palato e da bochecha.

Dubin et al & Stuzin et al descreveram extensivamente o BFP, incluindo a sua aplicação clínica na reconstrução de defeitos orofaciais.

ANATOMIA CIRÚRGICA [38-40, 67, 68]

A gordura bucal representa um tipo especial de gordura denominado "Syssarcosis", uma gordura que melhora o movimento muscular.

De acordo com Sicher, 1980, é uma estrutura arredondada biconvexa limitada por uma cápsula fina mas distinta. A sua parte anterior projecta-se à frente da borda anterior do masseter, a partir daqui estende-se entre o masseter e o músculo bucinador para continuar posterior e superiormente no corpo de gordura que ocupa o espaço entre os músculos mastigatórios.

Anatomicamente tem um corpo central e quatro extensões, temporal profunda, bucal, pterigoide e superficial.

O corpo principal situa-se profundamente contra a maxila posterior e as fibras do bucinador. A extensão bucal situa-se superficialmente na bochecha e é responsável pela plenitude da bochecha.

A extensão pterigoide encontra-se profundamente no aspeto medial do ramo mandibular, repousando entre o ramo e a superfície lateral dos músculos pterigóides medial e lateral.

Gaughran e Tideman et al descreveram a maior extensão ou extensão temporal que passa superiormente sob o arco zigomático para o plano temporal. Divide-se em duas porções maiores uma porção superficial passa para cima e para trás entre a fáscia temporal e a superfície do músculo temporal.

A porção profunda é uma língua estreita que passa entre as fibras superficiais e profundas do músculo temporal para repousar na asa maior do esfenoide. Tem também uma extensão craniana por baixo do arco e do músculo temporal perto da sua inserção no processo coronoide. Assume então a forma de um dedo e situa-se ao longo da porção anterior da parede orbital lateral.

TÉCNICA CIRÚRGICA [67, 68, 69]

O BFP fornece um retalho pediculado de aproximadamente 7*4*3 cm com uma transferência de padrão parcialmente axial da artéria facial transversa e parcialmente com uma transferência de tipo padrão aleatório mesenquimal.

Para expor o BFP, é possível abordar através do defeito cirúrgico ou da mucosa oral intacta acima e posterior ao segundo molar. Espalhar a fáscia por dissecção romba com uma tesoura e expor a gordura. Uma tração suave sobre a gordura expõe totalmente a gordura. O BFP transferido começa a epitelizarse numa semana e completa-se no prazo de seis semanas.

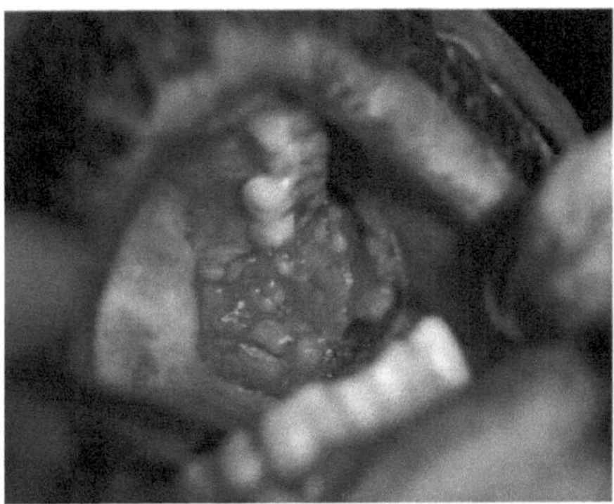

<u>VANTAGENS</u>

- A mobilização da gordura é um procedimento simples e pode ser efectuado sob AL.

- O local do dador está muito próximo do lado do recetor e, por conseguinte, pode ser exposto através da ferida existente.

- Desfiguração e desconforto mínimos para o paciente.

- Se falhar, a possibilidade de utilizar outros retalhos locais não é posta em causa.

<u>DESVANTAGENS</u>

Só pode ser utilizado uma vez

BIBLIOGRAFIA

1.   Mathes SJ, Nahai F. Aplicação clínica de retalhos musculares e musculocutâneos. Seleção de retalhos musculares e musculocutâneos em cirurgia reconstrutiva. Mosby. p.3.

2.   Jansen D. Retalhos, músculos e retalhos musculocutâneos. http://www.emedicine/plastic/topic 472htm

3.   Gillies H, Millard DR. Os princípios e a arte da cirurgia plástica. Boston: Little Brown 1957; p 507514.

4.   Cheney ML. Retalhos locais para reconstrução facial.

5.   Tarris JD, Clark JM. Design de retalhos cutâneos. http://emedicine.com/ent/topic14.htmOct 2003

6.   Langdon JD, Patel MF. Cirurgia reconstrutiva - Retalhos orofaciais em enxertos de pele. In: Cirurgia operatória e maxilofacial.

7.   Nouri K. Essentials of tissue movement. http://www.emedicine.com/plastic/topic899 Nov 2002.

8.   Stroud RH. Retalhos para defeitos faciais.http://www.otohns.net Oct 1998.

9.   Katzenmeyer K. Local skin flaps.http://www.otohns.com Jun 21,2000

10.   Helman JI. Retalhos de tecidos moles. Clínicas de cirurgia oral e maxilofacial da América do Norte Nov2003; 115(4)

11.   Lazairdes N. O retalho nasolabial de base inferior e superior para a reconstrução de defeitos oronasais de tamanho moderado. JOMS 1998; 56: 1255-1259.

12.   Pogrel MA. A anatomia cirúrgica do sulco nasolabial. Oral Surg, Oral Med, Oral Pathol Oct

1998; 410-415.

13. Joannides C. Nasolabial flap for the reconstruction of defects of the floor of the mouth. JOMS 1991; 20: 40-43.

14. Ducie Y. Reconstrução com retalho nasolabial de defeitos da cavidade oral: relato de 18 casos. JOMS 2000; 58: 1104-1108.

15. Lazaridis N. Retalho subcutâneo pediculado unilateral em ilha nasolabial para reconstrução anterior da boca. JOMS 2003; 61: 182-190

16. Posnick JC, Getz SB. Encerramento cirúrgico de fístulas palatinas em fase terminal utilizando retalhos anteriores de língua dorsal. JOMS1987; 25:907-912.

17. Domarus H. O retalho lingual de porta dupla para defeitos totais da mucosa da bochecha. Plastic & Reconstructive Surg Aug 1998; 82(2): 351-360.

18. Assuncao AGA. O desenho dos retalhos de língua para o fechamento de fístulas palatinas. Plastic & Reconst Surg 1993; 91: 806-810.

19. Kim YK, Yeo HH, Kim SG. Uso do retalho de língua para reconstrução intra-oral: relato de 16 casos. J OMS 1998; 56: 716-719.

20. Hassan HSA, Ascher GVD, Acland RD. Anatomia cirúrgica e irrigação sanguínea das camadas fasciais da região temporal. Plast & Reconstructive Surg Jan 1986; 77(1):17-28.

21. Colmenero C, Martorell V et al. Temporalis myofascial flap for maxillofacial reconstruction. JOMS 1991; 49: 1067-1073

22. Hoyo JA, Sanroman JF. O retalho do músculo temporal: uma avaliação e revisão de 38 casos. J OMS 1994; 52: 143-147.

23. Mani V, Panda AK. Versatilidade do retalho miofascial temporal na reconstrução maxilofacial - análise de 30 casos. IJOMS 2002; 32:368-372.

24. Lopez R, Dekeister C, Sleiman Z. O retalho fasciocutâneo em ilha temporal para reconstrução oral e facial oncológica. JOMS 2003;61: 1150-1155.

25. Gullare PJ. Retalho em ilha palatina para reconstrução de defeitos orais. Arch Otolaryngol Oct 1977; 103: 598-599.

26. Gender EM , Lee B. The Palatal island flap for reconstruction of palatal and retromolar trigone defects revisited. Arch Otolaryngol Head &Neck Surg julho 2001;127 :837-841.

27. Lee JJ, Kok SH, Chang HH. Reparação de comunicações oroantrais na região do 3° molar com retalho palatino aleatório. JOMS 2002; 31: 677-680.

28. McGarthy JG, Lorence ZP. O retalho mediano da testa revisitado: o fornecimento de sangue. Plastic & Reconst Surg Dec 1985; 76(6): 866-869.

29. Ademson J E. Reconstrução nasal com retalho de testa expandido. Plastic & Reconst Surg Jan 1988; 81(1): 12-20.

30. Santos JG. Retalho musculocutâneo em ilha do músculo frontal para cobertura de defeitos da fronte. Plastic & Reconst Surg Jan 2000; 105(1): 18-22.

31. Hurwitz DJ, Rebson JA. A base anatómica do retalho cutâneo do platisma. Plastic & Reconst Surg Sept 1983; 72(3): 302-314.

32. Rasse M, Kermer C. O retalho miocutâneo do platisma para a reconstrução intra-oral. JOMS 1999; 28: 377-379.

33. Baler DA, Helman JJ. O retalho de platisma pós-baseado na reconstrução oral e facial: uma série

de casos. JOMS 2002; 60: 1140-1150.

34.	Choung PH. O retalho fasciocutâneo em ilha auriculomasoide: Um novo retalho para a reconstrução orofacial. .JOMS 1996; 54: 559-63.

35.	Tanaka N, Yamaguchi A. Retalho miocutâneo esternocleidomastóideo para reconstrução intra-oral após ressecção de carcinoma de células escamosas. JOMS 2003; 61:1179-1183.

36.	Tideman H. Utilização da almofada de gordura bucal como enxerto pediculado. JOMS 1986; 44: 435-440.

37.	Hai HK. Reparação de defeitos palatais utilizando enxertos de almofada de gordura bucal. Oral Surg, Oral Med, Oral Pathol 1983; 65: 523-5.

38.	Stuzin JM. A anatomia e a aplicação clínica do coxim adiposo bucal. Plastic & Reconst Surg Jan 1990; 85(1): 29-37.

39.	Yascio H. Closure of oroantral communications using a pedicled buccal fat pad graft. JOMS 1990; 53: 771-775.

40.	Dubin B, Jackson IJ. Anatomia do coxim adiposo bucal e seu significado clínico. Plastic & Reconst Surg Feb 1989; 83(2): 257-264.

41.	Bayraicli M, Numanoglu A. O retalho de avanço da ilha V-Y mental na reconstrução funcional do lábio inferior. Plastic and Reconst Surg Dec 1997;100 (7): 1682-1689.

42.	Salagarelli AC. A técnica da escada para o tratamento do câncer do lábio inferior: relato de 36 casos. JOMS 2001; 59: 399-402.

43.	Zide MF, Fuselier C. O retalho labial cruzado de espessura parcial para correção de defeitos cirúrgicos pós-oncológicos. JOMS 2001; 59:1147-1153.

44. Jianhua L, Tadashi O. Retalhos deslizantes de tecido labial modificados para reparação de grandes defeitos do lábio inferior. JOMS 2001; 59: 887-891.

45. Garcia A. Reconstrução do lábio inferior com um retalho em ilha do lábio superior. JOMS 1993; 51: 13971399.

46. Othsukachap H. Retalhos cutâneos nasolabiais para a bochecha. Em: Enciclopédia de retalhos de Grabb. Cabeça e Pescoço Vol 1. p 348-51.

47. McGregor IA & Soutar D. Retalhos nasolabiais para o assoalho anterior da boca. In: Enciclopédia de retalhos de Grabb. Cabeça e Pescoço Vol 1.p 352-355.

48. Elliot RA. Retalhos cutâneos nasolabiais para o palato e orofaringe. In: Enciclopédia de retalhos de Grabb. Cabeça e Pescoço Vol 1. p 356-358.

49. Bakamijan VY. Retalhos linguais em cirurgia reconstrutiva para cancro oral e perioral. In: Enciclopédia de retalhos de Grabb. Cabeça e Pescoço Vol 1. p 3478-3496.

50. Siegel E, Bechtold W, Sherman P M. Retalhos pediculares da língua para o encerramento de um defeito oroantral após maxillectomia parcial. J of Oral Surg Sept1977; 35: 746-748.

51. Guerrerosantos J. Retalho mucoso e musculomucoso da língua para reconstrução labial In: Grabb's encyclopedia of flaps. Cabeça e Pescoço Vol 1. p 679-85.

52. Guerrerosantos J. Reconstrução intra-oral com retalhos musculomucosos da língua. In: Enciclopédia de retalhos de Grabb. Cabeça e Pescoço Vol 1. p 410 -14.

53. Cheung LK. A anatomia vascular do músculo temporal humano: implicações para as técnicas de divisão cirúrgica. JOMS 1996; 25: 414-421.

54. Codeiro PG, Wolfe SA. O retalho do músculo temporal revisitado no seu centenário:

vantagens, novos usos e desvantagens. Plast & Reconstructive surgery Nov1996; 98(6): 980-987.

55.   Abubaker AO, Mustafa BA. O retalho do músculo temporal na reconstrução de defeitos intra-orais: uma avaliação das técnicas. Oral Surg, Oral Med, Oral Pathol Oral radio Endod 2002; 94: 24-30.

56.   Demas P N, Sotereanos GC. Transferência temporal transmaxilar para reconstrução de grande defeito palatino: relato de um caso. JOMS 1989;47: 197-202.

57.   Parhiscar A, Gady HE, Turk JB. Temporoparietal osteofascial flap for Head & Neck reconstruction. JOMS 2002; 60: 619-622.

58.   Chen CT, Robinson JB et al. O suprimento sanguíneo do retalho reverso do músculo temporal: estudo anatómico e implicações clínicas.Plast & Reconstr Surg Apr 1999 ; 103(4): 1181-1187.

59.   Gullane PJ, Arena. Retalho mucoperiosteal palatino em ilha. In: Enciclopédia de retalhos de Grabb. Cabeça e Pescoço Vol 1. p 418-21.

60.   Reconstrução da testa e das têmporas. http://www.emedicine.com Nov 13, 2002

61.   Wilson JSP, Breach NM. Retalhos cutâneos da testa. In: Enciclopédia de retalhos de Grabb. Cabeça e Pescoço Vol 1. p 365-380.

62.   Barron JN, Saad MN. Retalhos de platisma para reconstrução da bochecha e intra-oral. In: Enciclopédia de retalhos de Grabb. Cabeça e Pescoço Vol

63.   Jeffrey C. Posnick, Mcgraw JB. Reconstrução do lábio, queixo e bochecha inferior pelo método do retalho miocutâneo do platisma. In: Enciclopédia de retalhos de Grabb. Cabeça e Pescoço Vol 1. p1238-1243

64.   Vriens JPM: Uma reavaliação do retalho miocutâneo em ilha do platisma. JOMS 1995; 24: 212-215.

65.   Ariyan S. Músculo esternocleidomastóideo e retalho musculocutâneo: Enciclopédia de retalhos de Grabb. Cabeça e Pescoço Vol 1. p 485-491.

66.   Lott F C. Utilização de almofada de gordura bucal para correção de defeitos intra-orais: relato de casos. JOMS 1991; 49: 413-416.

67.   Rapidis AD. Utilização da almofada de gordura bucal para a reconstrução de defeitos orais: Revisão da literatura e relato de 15 casos. JOMS 2000; 58: 158-163.

68.   Baumann A. Aplicação da almofada de gordura bucal na reconstrução oral. JOMS 2000; 58: 389-392.

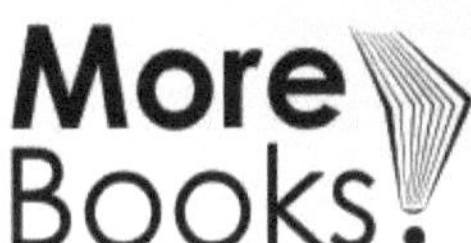

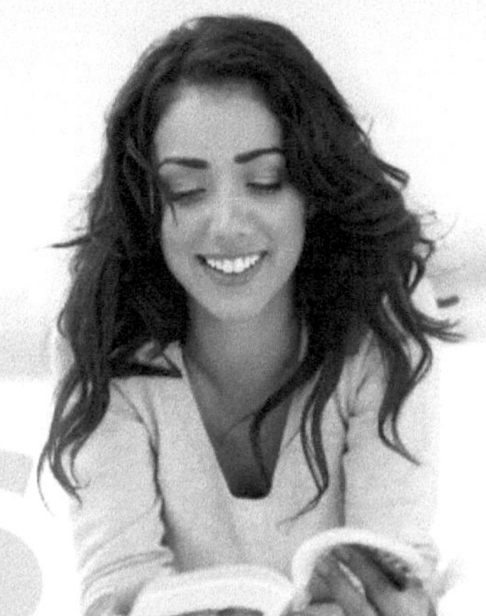

yes
I want morebooks!

Buy your books fast and straightforward online - at one of world's fastest growing online book stores! Environmentally sound due to Print-on-Demand technologies.

Buy your books online at
www.morebooks.shop

Compre os seus livros mais rápido e diretamente na internet, em uma das livrarias on-line com o maior crescimento no mundo! Produção que protege o meio ambiente através das tecnologias de impressão sob demanda.

Compre os seus livros on-line em
www.morebooks.shop

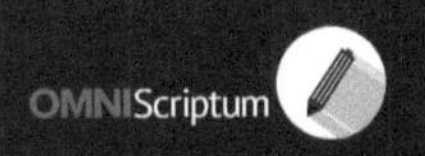